Dr. Gabriele Feyerer

Besser leben mit Weizenallergie und Zöliakie

Dr. Gabriele Feyerer

Besser leben mit Weizenallergie und Zöliakie

Beschwerdefrei trotz Getreideallergie

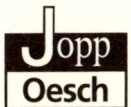

Copyright © Oesch Verlag, Zürich
(Jopp/Oesch-Programm) 2008
Umschlagbild: Archiv Oesch Verlag
Druck- und Bindung: AALEXX, Großburgwedel
Printed in Germany

ISBN 978-3-0350-5070-7

Gern senden wir Ihnen unser Verlagsverzeichnis:
Oesch Verlag, Jungholzstraße 28, 8050 Zürich
E-Mail: info@oeschverlag.ch
Telefax 0041 / 44 305 70 66 (CH: 044 305 70 66)

Unser Buchprogramm finden Sie im Internet unter:
www.oeschverlag.de
www.joppverlag.ch

Inhaltsverzeichnis

Anhang

Der Zusammenhang zwischen dem, was wir uns in den Mund stecken, und unserer Volksgesundheit ist den Gesundheitsberufen so fremd wie das Leben auf anderen Planeten.

Susan Powter – Fitnessexpertin, Autorin

Vorwort

Nach Erscheinen meines Buches *Besser leben mit Milchallergie und Lak-toseintoleranz* hatte ich keine Vorstellung davon, wie tief ich mich auf das Thema Lebensmittelunverträglichkeiten künftig noch einlassen wür-de. Die interessante Spurensuche schien jedoch geeignet, auch meine eige-ne Ernährungsweise immer weiter zu hinterfragen.

Nichts lag somit näher, als nach der Betrachtung unserer gar nicht (mehr) so gesunden Milchprodukte ein weiteres »Problemnahrungsmit-tel« unter die Lupe zu nehmen: den Weizen. Als Ergebnis halten Sie die-sen Ratgeber in Händen, den ich als sinnvolle Ergänzung meines schon genannten »Milchbuches« sehe. Mit dem Wissen aus beiden Büchern können Sie eine Nahrungsmittelunverträglichkeit nicht nur aufspüren, sondern das Problem auch ganzheitlich angehen, und zwar – von Notfäl-len abgesehen – ohne Medikamente, ohne Verzicht auf Geschmack oder Nährstoffe und ohne sich neue gesundheitliche Schäden einzuhandeln, wie das bei üblichen Therapien, die nicht nach den tieferen Ursachen von Beschwerden fragen, leider vorkommt. Ich wollte mehr wissen, als Ärzte oder Diätberater in der Regel erzählen, daher finden Sie hier auch Infor-mationen, die in anderen Büchern über Allergien oder Zöliakie fehlen. Nach der Lektüre werden Sie wissen, warum Sie Zöliakie, eine Weizen-oder andere Nahrungsmittelallergie haben und wie Sie sinnvoll dagegen vorgehen.

Wie schon beim Gegensatzpaar Milchallergie und Laktoseintoleranz, erkläre ich die Unterschiede zwischen einer Weizenallergie und dem Be-schwerdebild der Zöliakie/Sprue, aber auch anderer Intoleranzen. Betrof-fene und Interessierte gewinnen so über Symptomatik und Therapie die-ser Störungen einen raschen Überblick. Ein zweiter Schwerpunkt liegt wieder auf Anwendungen aus der Naturheilkunde, denn damit können Sie Ihr Verdauungs- und Immunsystem sinnvoll unterstützen. Nach dem ersten Diagnoseschock werden Sie erkennen, dass man gut mit der neuen Situation umgehen und dennoch ein beschwerdefreies Leben führen kann. Dieses Buch wird Ihnen helfen, den Einstieg in eine gluten- und eventuell auch milchfreie Ernährung leichter zu schaffen. Im Anhang finden Sie Literatur, Adressen und Verweise auf nützliche Internetseiten. Dieser Teil ist bewusst umfangreich gehalten.

Auch diesmal fehlen Rezepte nicht, sie liefern aber nur Beispiele, denn es gibt bereits eine Fülle von Kochbüchern und Rezeptsammlungen über glutenfreie Kost, welche ebenso für Weizenallergiker geeignet sind. Leider wird darin meist verschwenderisch mit Fleisch, Milch und Eiern umgegangen, und auch der Trend zu Fertigkost nimmt unter Zöliakiebetroffenen und Allergikern zu. Dies, obwohl gerade eine Ernährung mit zu viel tierischem Eiweiß, tierischen Fetten und den ach so praktischen Fertiggerichten – oft noch in der Mikrowelle zubereitet – sehr viel zur Entstehung von Lebensmittelunverträglichkeiten und Allergien beiträgt. In diesem Buch finden Sie Gerichte für jeden Geschmack, doch war mir eine Aufklärung über die Vorteile der naturbelassenen, vegetarisch-veganen Ernährung wieder ein großes Anliegen. Bei fast jedem Rezept finden Sie dazu Hinweise.

Wer erst einmal genügend vegetarische und vegane Speisen gekostet hat, fragt sich bestimmt, wie er diese Augenweide und Geschmacksvielfalt bisher ignorieren konnte. Werden die Mahlzeiten bewusst und abwechslungsreich gewählt, treten sogar bei gänzlichem Verzicht auf tierisches Eiweiß keine Mängel auf. Es ist vielmehr eine Wohltat für unseren überlasteten »Zivilisationsdarm«, der gesundheitliche Nutzen eine positive Zugabe – ganz abgesehen von dem guten Gefühl, zum üblichen Wahnsinn einer rücksichtslosen, schadstoffbelasteten Massenproduktion von sogenannten »Lebens«mitteln, die längst keine mehr sind, nicht weiter beizutragen. Mit Fanatismus hat mein Engagement deshalb nichts zu tun, wohl aber mit der großen Verantwortung gegenüber unseren Kindern, den tierischen Mitgeschöpfen, unserer Umwelt sowie einem gesunden Vertrauen in die eigene Urteilsfähigkeit.

Ich hoffe daher, dass Sie, liebe Leserin, lieber Leser, dieses »Getreidebuch« mit ebenso viel Gewinn nutzen wie seinen Vorgänger, das »Milchbuch«.

Gabriele Feyerer

Allergisch auf Mehl?

Um Außenstehenden das Verständnis zu erleichtern, sprechen Betroffene bei Getreideallergien oder Zöliakie oft einfach von einer »Mehlallergie«. In der Praxis muss aber sehr genau zwischen einer echten Allergie auf Getreide und einer Glutenintoleranz in Form der Zöliakie/Sprue unterschieden werden. Dazu vorab die beruhigende Nachricht: Beide Formen führen so gut wie niemals zu tödlich verlaufenden Schockreaktionen, wie sie bei anderen Allergien (z. B. Erdnussallergie) manchmal vorkommen. Trotzdem sollte man Allergien und Unverträglichkeiten gegenüber Getreide nicht auf die leichte Schulter nehmen, denn auf lange Sicht verursachen sie ernste Probleme.

Warum Allergien zunehmen

Die steigende Allergiebereitschaft in unserer Gesellschaft ist eine logische Folge unseres »modernen« westlichen Lebensstils, der das Immunsystem permanent überfordert – sei es durch Umweltchemikalien und Düngemittel, gentechnisch oder sonst manipulierte »Designernahrung«, sei es durch Medikamente und Kosmetika, Genussgifte, aggressive chemische »Sauberkeit«, Mikrowellenkost, Mobilfunkbelastung, negativen Stress und so fort. Es scheint deshalb eher lächerlich, bösen fliegenden Pollen oder blühenden Wiesen die Schuld zu geben und die Folgen chemotherapeutisch zu unterdrücken. Das kratzt nur an der Oberfläche des Problems. In Wahrheit haben wir einfach verlernt, naturgemäß zu leben und zu essen bzw. ein gesundes Maß zu wahren. Wir vergiften permanent die Umwelt, damit auch unsere Nahrungsquellen, und jammern dann über die Folgen.

Andererseits scheint eine gewisse Veranlagung mitzuspielen, denn bereits der griechische Arzt Hippokrates beobachtete um 400 v. Chr. Unverträglichkeiten auf Milch, und auch die »Coeliakie« gab es schon immer. Sie dürfte ihren Ursprung in Asien und Nordafrika haben, jedoch stand die Häufung in keinem Verhältnis zur heutigen Situation. Ärzte, die sich vorurteilslos mit den Ursachen von Allergien befassen, kommen immer zu dem Schluss, dass tierisches Eiweiß eine höchst negative Rolle bei Allergien (z. B. Asthma) spielt. Es ist für den Körper artfremd, daher versucht er, es möglichst schnell wieder auszuscheiden – durch den Darm, über die Haut und mittels »allergischer« oder sogenannter Auto-Immunreaktionen.

Studien zufolge könnte im Jahr 2015 bereits jedes zweite Kind eine Allergie haben. Derzeit quälen sich 80 Millionen Europäer mit irgendeinem allergischen Problem. Die Hitliste führt der »Heuschnupfen« an, gefolgt von chronischem Asthma; über Kreuzreaktionen nehmen auch die Lebensmittelallergien zu. Durch Luftverschmutzung, Klimawandel und gentechnische Manipulation der Nahrungsquellen werden Allergien in Zukunft immer stärker und behandlungsresistenter auftreten. Dieser Zustand wird nicht mehr durch »Allergie-Impfungen« bzw. Desensibilisierung mit »Gräsertabletten« lösbar sein.

Ein globales Problem

Nur weil sich im Westen der »moderne«, mit tierischem Eiweiß überfrachtete Ernährungsstil eingebürgert hat, muss das noch lange nicht richtig sein. Doch immer mehr Länder sind heute stolz darauf, sich vermehrt Fleisch und Milchprodukte leisten zu können (aktuelles Beispiel China). Nach spätestens zwei Generationen werden diese »aufstrebenden« Völker mit Sicherheit dort ankommen, wo wir in Europa oder Amerika heute stehen: in einer Situation, die geprägt ist von zunehmenden Nahrungsmittelallergien und Intoleranzen, rücksichtsloser Ausbeutung von Nutztieren, Vergiftung der Nahrung und der Umwelt durch »moderne« Produktionsmethoden und Chemikalien, immer mehr Zivilisationsleiden. Und ständig beginnt dieser Kreislauf in einem anderen Land von vorne. Dies zu verhindern, muss im Interesse jedes Einzelnen liegen – indem wir das globale Spiel der Wirtschaftsmagnaten durchschauen, es nicht mehr mitspielen und damit Vorbildwirkung entfalten. Ein (weitgehender) Milch- oder Fleischverzicht schadet den heimischen Bauern nicht, denn unsere Landwirte könnten auch von etwas anderem als der Massenviehzucht gut, ja sogar besser und ethisch anspruchsvoller leben. Die wahre Macht liegt immer beim Konsumenten! Was wir nicht kaufen, verschwindet aus den Regalen oder wird durch Besseres ersetzt.

Laut einer seit 1991 laufenden Studie (»International Study of Asthma und Allergies in Childhood – ISAAC«), die mit 400 000 Jugendlichen in 50 Ländern durchgeführt wird, liegen die Skandinavier (Finnland, Schweden) nicht nur bei Osteoporose (siehe dort), sondern auch bei allergischen Ekzemen im Spitzenfeld. In diesen Ländern herrscht der höchste Milchverbrauch Europas, und dort – speziell in Finnland – ist auch die Zöliakierate am höchsten.

Unser Darm als Immunzentrale

Ein gesunder Verdauungsprozess spielt bei der Immunabwehr die Hauptrolle. Unser Darm spaltet den Speisebrei in verwertbare Substanzen, scheidet aber auch schädliche Bakterien, Viren, Pilze und andere Übeltäter aus. Dabei hilft ihm das Lymphgefäßsystem mit den weißen Blutkörperchen (die Abwehrpolizei des Körpers). Fremdeiweiße bzw. ein Übermaß an tierischem Eiweiß lösen hier ständig kleine Abwehrreaktionen aus. Längst hat man einen gesicherten Zusammenhang zwischen verfrühtem Kuhmilch- und Weizenkonsum von Säuglingen (meist schon im 4. Monat) und später auftretenden Allergien, Intoleranzen und weiteren Krankheiten (Neurodermitis, Ekzemen usw.) erkannt. Je früher ein Mensch mit Fremdeiweiß (dazu gehören auch Impfungen) in Berührung kommt, desto eher besteht die Möglichkeit, allergisch zu reagieren. Kommt dazu unser üblicher Massenkonsum von Fleisch, Eiern, Weizen und verarbeiteten Milchprodukten, wird die steigende Zahl von Allergikern und übergewichtigen Kranken verständlich. Auch kindliche Nahrungsmittelallergien »verlieren« sich später nur scheinbar. Der Körper akzeptiert bloß widerwillig, was man ihm täglich aufzwingt. Diese Ernährung schafft jedoch schon im Organismus des Kindes einen Zustand ständiger immunologischer Überreiztheit und damit den Nährboden für spätere Krankheiten, von Herz-Kreislauf-Leiden, Diabetes oder Osteo-porose bis hin zu Krebs.

Übeltäter Weizen – Erzfeind Gluten?

Schon 1888 beschrieb der englische Kinderarzt Samuel Gee das Krankheitsbild der Zöliakie (von griechisch »koilakos« – an der Verdauung leidend), aber erst um 1950 gelang es dem holländischen Arzt W.K.Dicke, die in verschiedenen Getreidesorten enthaltene Eiweißgruppe **Gluten** (die Betonung liegt auf dem e!) als Auslöser der kindlichen Zöliakie zu identifizieren, für welche man bis dahin keine Ursache hatte finden können. Sehr lange wurde sie für eine heilbare Kinderkrankheit gehalten, was sie jedoch nicht ist. Zöliakie hat man lebenslang, und sie kann ebenso beim Erwachsenen ausbrechen. Man spricht dann auch von einheimischer Sprue (gesprochen: spruh). Weizen zählt inzwischen neben Milch, Eiern und Fisch zu den häufigsten Nahrungsallergenen überhaupt. Fast jeder Heuschnupfen- oder Asthmapatient reagiert heute empfindlich auf Weizengluten. Doch warum vertragen wir gerade Weizen immer schlechter? Die Antwort ist einfach: wir essen schlicht zu viel davon.

Weltweit hat sich die Weizenproduktion in den letzten 50 Jahren verdreifacht. Beim Brotbacken ist aber die traditionelle, lange Sauerteigführung, bei welcher der in Getreideschalen enthaltene unverdauliche Stoff Phytin sowie das Gluten abgebaut werden, nicht mehr üblich. Das begehrte Brotgetreide wurde durch Züchtung und »Verbesserung« vielmehr so stark mit Gluten überfrachtet, dass unsere Verdauung nicht mehr mitspielt. Eigentlich ist übliches Weizenbrot kein Kohlenhydrat-Nahrungsmittel mehr, sondern ein konzentrierter Eiweißlieferant, der massenhaft verzehrt wird. Lebensmitteltechnologisch wird reines Weizengluten, ebenso wie Milchzucker (Laktose), tonnenweise als Backhilfsmittel, Stabilisator, Füll- und Trägerstoff für Aromen, Gewürze usw. eingesetzt. Ungewollt konsumieren wir es ständig. »Moderner« Weizen enthält bis zu 17 Prozent Gluten, fertige Nudeln aus üblichem Weizenmehl bestehen zu etwa 30 Prozent aus Gluten. Eine Semmel (ein Brötchen) enthält etwa 1,5 g Gluten. Mindestens 5 bis 15 g Gluten essen wir im Durchschnitt täglich.

Zu viel Getreide-Eiweiß schadet

Gluten ist ein Sammelbegriff für das »Klebereiweiß« in den Getreidesorten Weizen, Dinkel, Grünkern (unreif geernteter Dinkel), Einkorn, Emmer, Kamut, Roggen, Triticale (Mischzüchtung aus Weizen und Roggen), Gerste und Hafer. Genauer heißt die schädliche Eiweißgruppe bei den Weizenarten Gliadin, beim Roggen Secalin, bei der Gerste Hordein und beim Hafer Avenin. Avenin schadet nach neuen Erkenntnissen zwar nicht, jedoch ist unser Hafer meist mit Weizen durchsetzt, weshalb er bei Zöliakie/Sprue dennoch gemieden werden muss. Bei einer Weizenallergie sind alle übrigen Getreide erlaubt. Urweizensorten wie Dinkel oder Kamut werden von Weizenallergikern oft problemlos vertragen. Der Organismus von Betroffenen lehnt sichtlich nur den heillos überzüchteten Weichweizen (Triticum vulgare) und meist auch üblichen Hartweizen (Durum-Weizen) ab – ein Schutzmechanismus, den wir falsch einschätzen.

Wie jeder Eiweißstoff (Protein) besteht auch das Weizen-Gluten aus kleineren Untereinheiten, den Polypeptiden. Wissenschaftlich gesehen ist Gluten ein Sammelbegriff für bestimmte Polypeptidgruppen (Prolamine und Gluteline) in Getreide, wobei im Weizen neben dem Gliadin (sicher schädlich) auch Glutenin (vermutlich ebenfalls schädlich) gemeint ist. Es gibt noch weitere allergieauslösende Faktoren, vor allem die sogenannte Transglutaminase. Dieses Enzym kommt nicht nur in glutenhaltigen Getreidesorten, sondern auch im menschlichen Körper in unterschiedlicher Form vor, wobei jedes Organ seine eigenen Transglutaminasen besitzt. Das dürfte ein Grund für die Vielfalt von Allergiesymptomen sein, die ein Mensch entwickeln kann. Transglutaminase wird bei allergischen Reaktionen aus den Zellen freigesetzt und erzeugt diverse Krankheitssymptome. Verbindet sich dieses Enzym auch noch mit den Gliadinen, entsteht das Vollbild einer (Getreide-)Allergie bzw. treten entzündliche Veränderungen der Darmschleimhaut auf, wie sie bei einer Zöliakie oder Autoimmunstörung vorliegen. Unabhängige Forscher vermuten, dass ein Zusammenwirken von Gluten, Transglutaminasen und Eiweißstoffen der Milch (vor allem Kasein) der Auslöser für eine große Zahl von »modernen« Erkrankungen ist. Entsprechend schwer sind diese zu heilen, wenn die Ernährung gleich bleibt. Bei der Zöliakie/Sprue dient der Nachweis von Gewebstransglutaminase 2 (TG2) aus dem Blut als wichtiges Beweismittel für das Vorliegen der Krankheit (siehe »Symptome, Diagnose, Therapie« weiter unten).

Allergie ist nicht Intoleranz

Unter einer »echten« Allergie versteht die Medizin eine Überreaktion des Immunsystems gegen an sich harmlose Substanzen, wobei bestimmte Antikörper (Immunglobuline – Ig) gegen den Eindringling gebildet werden. Diese sind im Blut nachweisbar. In der Folge kommt es zur Ausschüttung von Histamin und anderen Entzündungsstoffen (Lektinen, Prostaglandinen), welche für die bekannten allergischen Erscheinungen, von Juckreiz, Husten, Niesen und Schnupfen über Ekzeme, Atembeschwerden oder Asthma bis hin zum Kreislaufzusammenbruch (anaphylaktischer Schock), verantwortlich sind.

Als Auslöser fungiert bei Allergien immer eine Eiweißverbindung, sei es nun in fliegenden Gräser- und Baumpollen oder einem Nahrungsmittel. Den allergieauslösenden Eiweißbruchteil nennt man **Epitop**. Manchmal entsteht dieser erst im Darm (häufig bei Milch und Weizen), weshalb übliche Allergietests negativ ausfallen. Allergien und die damit verbundenen Mikroentzündungen im Körper sind häufig die Vorläufer einer Autoimmunstörung, bei der das Immunsystem körpereigenes Gewebe massiv angreift und dauerhaft schädigt. Der Darmpilz Candida albicans gilt als Risikofaktor für den Ausbruch einer Weizenallergie oder Zöliakie, weil sein Zellwandprotein HWP1 mit den allergenen Epitopen von Gliadin (Gluten) identisch ist.

Allergietypen

Alle akuten Empfindlichkeiten, wie beispielsweise die Pollenallergie (**Typ-I-Allergien – Soforttyp**), zeigen sich normalerweise in einem RAST-Bluttest anhand sogenannter Antikörper (Immunglobuline) vom Typ IgE (E steht für Erstreaktion). Anders verhält es sich bei Immunreaktionen auf Nahrungsmittel, die wir schon gefühlsmäßig »schlecht vertragen«. Hier werden vermehrt Antikörper vom Typ IgG bzw. IgG4 gefunden (**Typ-II-Allergien – Spättyp**). Oft treten negative Reaktionen gegen Nahrungsmittel erst Stunden bis Tage später in Erscheinung – häufig gepaart mit einer Überreaktion auf Histamin (siehe »Histaminintoleranz«). Ein Teil der Pollenallergiker muss mit dem Auftreten von **Kreuzallergien** rechnen.

Viele hartnäckige, über Jahrzehnte bestehende Leiden wie Migräne, Diabetes, Arthritis und Rheuma, Depressionen und sogar Schizophrenie könnten – so vermuten zahlreiche Experten – ihre wahre Ursache in übermäßigem Eiweißverzehr bzw. verzögerten allergischen Reaktionen auf Proteine aus Milch und Weizen haben. Da man aber keine IgE-Antikörper findet, ignoriert die Schulmedizin diesen Zusammenhang. Die Symptome einer Allergie vom Soforttyp treten bevorzugt an den Schleimhäuten, dem Atem-, Herz-Kreislauf-System und der Haut auf, während Allergien vom Spättyp so vielfältige Beschwerden im Magen-Darm-Bereich, aber auch im zentralen Nervensystem auslösen können, dass eine Beziehung zu Nahrungsmitteln lange nicht vermutet wird. Die schwerste Reaktion – ein anaphylaktischer Schock, der tödlich enden kann – tritt aber bei Getreideallergien so gut wie nie auf.

Sehr gefährlich ist dafür eine akute Erdnuss-Allergie, wobei schon winzige Spuren von Nüssen fatal sein können. Auch Allergien auf Fisch, Meeresfrüchte, Eier oder Milch können sehr schwer verlaufen. Beim Erstkontakt geschieht noch nichts, doch schon das zweite Mal kann katastrophal enden.

Pseudoallergien sehen aus wie eine Allergie, da ebenfalls Histamin und ähnliche Entzündungsstoffe ausgeschüttet werden, eine Immunreaktion mit Antikörperbildung findet aber nicht statt, und die Auslöser sind keine Eiweißverbindungen. Eigentlich handelt es sich um eine Art »Vergiftung«, sei es durch Hautkontakt mit unverträglichen Substanzen (Nickel, Latex), durch Lebensmittelzusätze (Glutamat, Aspartam), Azofarbstoffe (E 102,104,122,129), Benzoesäure (E 210–219), Schwefeldioxid und Sulfite (E 220–228), künstliche Aromen, Salicylate und dgl. oder durch Bestandteile von Medikamenten, Chemikalien in der Nahrung, in Putzmitteln oder Kosmetika. Meist sind größere Mengen eines Stoffes für diese Reaktionen nötig. Die sogenannte »Sonnenallergie« ist ebenfalls nur eine Pseudoreaktion mit Histaminausschüttung. Auch eine Schwermetallbelastung des Körpers kann echte oder »falsche« Soforttreaktionen auslösen und diese über Kreuzreaktionen wiederum eine Nahrungsmittelallergie (siehe »Andere Unverträglichkeiten«).

Intoleranzen sind überhaupt keine Allergien, weil die immunologische Reaktion fehlt. Ihre Ursachen liegen im Magen-Darm-Bereich, wo enzymatische Vorgänge gestört sind. Enzyme braucht der Körper, um Nahrung aufzuschließen und nutzbar zu machen. Sind sie nur in geringem Maß oder gar nicht (mehr) vorhanden, ist eine ganze Palette möglicher Schmerzen und Beschwerden, angefangen von einfachem »Bauchweh« bis zu schweren Krämpfen, Durchfall und einem stark gestörten Allgemeinbefinden, möglich. Nahezu jeder dritte Mitteleuropäer leidet bereits an einer Verwertungsstörung von Fruchtzucker (Fruktosemalabsorption), bei jedem vierten rebelliert der Darm gegen Milchzucker (Laktoseintoleranz), und auch Histamin aus der Nahrung macht vielen das Leben schwer, wenn es Hautjucken, Kopfschmerzen oder Herzrasen auslöst (Histaminintoleranz). Nikotin, Alkohol und Koffein verstärken die Beschwerden sowohl einer Allergie als auch einer Intoleranz. Selbst größere Mengen des unverträglichen Nahrungsmittels haben aber bei einer Intoleranz keine lebensbedrohlichen Folgen.

Zöliakie/Sprue und Morbus Duhring

Die Zöliakie stellt als Sonderform der Glutenunverträglichkeit eine Kombination aus Intoleranz, Allergie und Autoimmunstörung dar. Bei dauernder Glutenbelastung kommt es zu einer chronisch-entzündlichen Schädigung des Dünndarms. Es zeigen sich Mangelerscheinungen und ein Verlust der körperlichen Leistungsfähigkeit. Die Erkrankung kann in jedem Lebensalter akut werden. Man bezeichnet sie meist nur bei Kindern als Zöliakie (engl. »coeliac disease«), im Erwachsenenalter dagegen als Sprue. Ein älterer Ausdruck lautet »Heubner-Herter'sche Erkrankung«. Meist geht sie mit einer entzündlichen Verflachung der Dünndarmzotten einher. Diese »Mikrovilli« kleiden die gesunde Darmwand (Mukosa) wie kleine Finger aus und filtern Nährstoffe aus der Nahrung. Wenn die Darmzotten entzündlich verflacht werden, spricht man von einer »Zottenatrophie« (Zottenschwund). Diese wurde erstmals 1957 von M. Shiner in England entdeckt.

Zöliakie/Sprue ist nach dem derzeitigen Stand der Wissenschaft nicht heilbar, es existiert auch keine medikamentöse Behandlung. Die gute Nachricht ist aber: durch eine lebenslange, strikt glutenfreie Diät kann der Darm sich wieder vollkommen erholen. »Zölis« (ein von den Betroffenen selbst scherzhaft verwendeter Ausdruck) sollten ihre Diät deshalb als »Lebensstilmedizin« sehen und froh sein, keine Medikamente mit schweren Nebenwirkungen schlucken zu müssen. Wird Gluten konsequent gemieden, fühlt man sich bald wieder gesund und leistungsfähig. Es dauert jedoch bis zu 2 Jahre, bis die Darmschleimhaut sich gänzlich erholt hat.

Bei Kindern hemmt eine unerkannte Zöliakie das Wachstum und schädigt massiv die Gesundheit. Unbehandelt drohen im Erwachsenenalter ernste Folgen wie Darm- oder Lymphdrüsenkrebs (T-Zell- oder Non-Hodgkin-Lymphom) sowie ein erhöhtes Sterblichkeitsrisiko. Leider gibt es auch »versteckte« Formen der Zöliakie/Sprue, die erst spät oder niemals auffallen. Bei diesen ist etwa kein Schwund der Darmzotten erkennbar, aber negative Folgen treten trotzdem ein. Auch Antikörper im Blut werden nicht bei allen Betroffenen gefunden. Manchmal lassen nur Vitalstoffmängel oder chronische Schmerz- und Schwächezustände auf eine verborgene Zöliakie schließen. Besteht dazu noch eine unerkannte Intoleranz gegenüber Laktose und/oder Fruktose oder eine (verzögerte) Milch- bzw. Kaseinallergie, ist die Situation verfahren. Die Leidenswege von Betroffenen erstrecken sich dann über Jahre und Jahrzehnte. Nicht umsonst bezeichnet man die Zöliakie/Sprue als Chamäleon unter den Krankheiten, denn sie tritt in unglaublich vielen Masken auf und dürfte für weit mehr chronische Beschwerden verantwortlich sein, als man annimmt.

Zöliakie der Haut?

Morbus Duhring oder **Dermatitis herpetiformis Duhring** nennt man eine chronische Hauterkrankung, die bei etwa 10 Prozent der (meist erwachsenen) Zöliakie/Sprue-Betroffenen entsteht. Oftmals existiert sie als einziges Symptom – gleichsam als »Zöliakie der Haut«. Morbus Duhring zeigt sich durch wenige Millimeter große Knötchen (Hautläsionen), die sich in 7 bis 10 Tagen zu nässenden Bläschen mit einer klaren, später trüben bis blutigen Flüssigkeit entwickeln. Diese jucken stark, bis sie aufplatzen, eintrocknen und Hautverfärbungen oder kleine Narben hinterlassen. Diese Läsionen treten beidseitig, meist an den Streckseiten der Unterarme, Ellbogen und Schultern, aber auch am Gesäß, an Knien und Unterschenkeln auf, seltener im Gesicht oder auf dem Rücken. Noch immer scheinen sehr viele Ärzte Morbus Duhring nicht zu (er)kennen.

Die Diagnose wird durch eine Hautbiopsie gestellt. Bei über 80 Prozent der Betroffenen offenbart die nachfolgende Untersuchung des Dünndarms auch einen Zottenschwund unterschiedlicher Stärke, eine Kryptenhyperplasie (Vertiefung der Zottenzwischenräume) sowie vermehrte Entzündungszellen. Bluttests können weitere Klarheit bringen. Eine glutenfreie Diät wirkt erst nach längerer Zeit, weshalb es zu falschen negativen Diagnosen kommen kann. Das Abheilen der Hautbläschen nimmt bis zu zwei Jahre in Anspruch, aber auch danach muss Gluten lebenslang gemieden werden. Dass Milchproteine an der Krankheit beteiligt sind, ist zu vermuten. Auch Jodunverträglichkeit soll eine Rolle spielen, weshalb Betroffenen geraten wird, Jodsalz und künstlich jodierte Produkte zu meiden. Wird bei Morbus Duhring keine glutenfreie Diät eingehalten, ist das Risiko für Lymphdrüsenkrebs stark erhöht.

Wen betrifft es?

Laut Deutscher Zöliakie-Gesellschaft leidet eine von 1000 Personen an Zöliakie oder Sprue, die Dunkelziffer dürfte aber weitaus höher liegen, nämlich mindestens bei 1:500. Der Arzt und Buchautor Dr. Axel Bolland konnte in einer über 20 Jahre laufenden Beobachtung feststellen, dass von etwa 700 Patienten 78 Prozent (!) eine Glutenempfindlichkeit aufwiesen, über 50 Prozent zudem eine Kaseinallergie.[1] In einer Pressemitteilung zum Zöliakie-Tag im Mai 2007 wurde, wegen vieler »versteckter« Fälle, eine Häufigkeitsschätzung von 1:100 präsentiert.[2] Intensiv wurde darauf hingewiesen, wie stark der Alltag von Betroffenen durch ihre Diät und die Mehrkosten für glutenfreie Lebensmittel belastet wird. Daher sei es umso wichtiger, die Allgemeinheit für dieses immer häufiger vorkommende Ernährungsproblem zu sensibilisieren.

Frauen sind öfter von Sprue betroffen als Männer, vielleicht wegen ihrer hormonellen Zyklen, die den Ausbruch begünstigen. Altersmäßig beobachtet man eine Häufung zwischen dem 30. und 60. Lebensjahr, bei der Zöliakie des Kindes zwischen dem 2. und 4. Lebensjahr, wenn der Körper erstmals Gluten verarbeiten muss. Manche Praktiker sehen in der Zöliakie, gleich welcher Ausprägung, den Paradefall einer IgG-vermittelten Allergie (siehe dazu »Diagnose und Therapie«), eine Annahme, die sich – denkt man ganzheitlich – nicht von der Hand weisen lässt.

Kreuzallergien und Kaseinallergie

Das Fatale an echten Allergien ist ihre Tendenz, sich auszuweiten. Sobald das aufgescheuchte Immunsystem irgendwo Ähnlichkeiten wahrnimmt, werden immer neue Abwehrmechanismen eingeleitet. Primärallergien auf Gräser und Pollen führen durch Kreuzreaktionen zu Lebensmittelallergien gegenüber botanisch verwandtem Obst, Gemüse, Nüssen oder Gewürzen. Häufig ist etwa eine Kreuzreaktion zwischen Birkenpollen und Kern- und Steinobst (Äpfel, Birnen, Pfirsiche, Pflaumen), seltener Soja. Gräserpollenallergiker reagieren oft auf Getreide (besonders Weizen) oder Hülsenfrüchte. Wer auf Beifußpollen allergisch ist, verträgt vielleicht auch Karotten, Sellerie und diverse Gewürze nicht. Insgesamt sind Kreuzreaktionen eher schwach ausgeprägt und äußern sich in Juckreiz, Brennen oder Schwellungen im Mund-Rachen-Raum, aber auch als Magen-Darm-Beschwerden, die dann als »Reizdarm« fehlgedeutet werden. Kreuzreaktionen mit Beifuß können schwerer verlaufen, da diese Allergene hitzestabil sind.

Viele Getreideallergiker und Zöliakiebetroffene haben zugleich eine – verzögerte und daher häufig nicht wahrgenommene – Allergie gegen Milch. Der Grund ist die strukturelle Ähnlichkeit zwischen Weizengliadin und dem in allen Milcharten enthaltenen Eiweiß Kasein, welches das häufigste Allergen in der Milch ist. Beide Substanzen können den Körper stark belasten. Etwa die Hälfte aller glutenempfindlichen Personen leidet unter einer Laktoseintoleranz (Unverträglichkeit von Milchzucker), deren Beschwerden in der Praxis jedoch nur auf die Zottenatrophie zurückgeführt werden. Nach einer Besserung wird Milch meist wieder konsumiert. Wenn dann trotz glutenfreier Diät viele Beschwerden (z.B. Migräne, Erschöpfung, Asthma, Depressionen, Blutzuckerschwankungen etc.) weiter bestehen oder hinzukommen, ist man ratlos.

Das »Wissenschaftszentrum« eines großen Milchproduzenten verbreitet aktuell die Idee, probiotische Keime in mikroskopisch kleine Kaseinhüllen (!) zu verkapseln und diese Zutat künftig in Milchprodukte, Wurst und andere Lebensmittel einzuschleusen. Der Konsument würde es nicht einmal merken und glauben, etwas besonders Wertvolles zu essen. Sie können sich vorstellen, was dieser Unsinn für (Kasein-)Allergiker bedeutet. Ich überlasse es ebenfalls Ihnen, zu beurteilen, wie man auf diese Weise anderen Industriezweigen in die Hände arbeitet. Allergien und Intoleranzen sind schon heute ein weltweites Milliardengeschäft für Pharmakonzerne, Ärzteschaft und die Hersteller spezieller »Allergieprodukte«.

Industriemilch ist kein gesundes Lebensmittel

Mit pasteurisierter Milch kann man kein Kalb aufziehen, es würde sterben. Auch »Frischmilch« ist heute mikrofiltriert – »innovative Abfülltechnologie« nennt man diesen Entwertungsvorgang – oder im Falle von H-Milch homogenisiert. Biologisch tote Substanz, dafür extrem lange haltbar. Bei Bio-Milchprodukten und laktosefreier Milch ist die Situation nicht viel besser. Milch geht, ebenso wie Fleisch oder Eier, im menschlichen Darm in Gärung über, wenn er nicht wirklich ganz gesund und leistungsfähig ist; Milch- oder Fruchtzucker schaffen ähnliche Probleme. Milchproteine in Form von Kasein sind für den menschlichen Darm schon deshalb schwer verdaulich, weil wir kein Lab-Ferment im Magen besitzen – wir sind keine Kühe. Unsere Bauern wussten früher noch, dass Milch- und Fleischkost ihr Gesinde »arbeitsfaul« macht, daher gab es diese Dinge nicht oft zu essen.

Wenn Sie nun meinen, das sei übertrieben – schließlich wird uns doch ständig das Gegenteil gepredigt –, ersetzen Sie einfach 2 bis 3 Monate lang alle Kuhmilchprodukte durch pflanzliche Alternativen, um zu erfahren, um wie viel besser Sie sich fühlen. Ohne Milch schreitet die Heilung der Darmschleimhaut bei einer Zöliakie/Sprue schneller voran, auch wenn keine Laktoseintoleranz vorliegt. Wird Kuhmilch streng gemieden, können viele Beschwerden und »Schönheitsprobleme«, für die lange keine Ursache erkennbar war, sich überraschend bessern. Die von Frauen so gefürchtete Zellulite (»Orangenhaut«) ist dafür ein kosmetisches Beispiel.

Beim ganz normalen Abkochen frischer Milch, wie es früher üblich war, treten die genannten Probleme seltener auf. Kasein allerdings ist hitzestabil! Manche Betroffenen vertragen kleine Mengen Butter und Sahne, außerdem Butterschmalz (»Ghee«), da diese Produkte zwar viel Fett, aber kaum Eiweiß enthalten. Besteht nur eine Allergie auf andere Milchbestandteile (Albumine und Globuline – Molkeneiweiß), wird auch Milch von Schaf oder Ziege vertragen. Dies könnte bei Säuglingen mit atopischen Ekzemen (Milchschorf, Neurodermitis) wertvoll sein, da etwa Ziegenmilch für ihre positive Wirkung bei (kuhmilchbedingten) Hauterkrankungen bekannt ist. Mehr darüber lesen Sie im Kapitel »Kindheit ohne Gluten« sowie in meinem Buch *Besser leben mit Milchallergie und Laktoseintoleranz* (Jopp/Oesch Verlag, Zürich, ISBN 978-3-0350-5073-8, S. 172).

Intoleranzen und Pseudoallergien

Lebensmittelintoleranzen werden noch immer unterschätzt und daher von Ärzten gar nicht oder erst viel zu spät erkannt. Die Symptome werden mit ungeeigneten Medikamenten therapiert oder als »psychisch bedingt« abgetan. Jahrelange Fehlbehandlungen schränken die Lebensqualität der Betroffenen ein und belasten das Gesundheitssystem. Da Intoleranzen fast jede Zöliakie/Sprue »begleiten«, werfen wir einen genaueren Blick darauf.

Laktoseintoleranz (LIT)

Die Unfähigkeit, Milchzucker (Laktose) zu verdauen, tritt sehr häufig bei Zöliakie/Sprue oder Weizenallergie auf. Die durch Gluten geschädigte Darmwand ist nicht mehr in der Lage, das Enzym Laktase zu bilden, dessen Aufgabe es wäre, den Milchzucker in seine Bestandteile Glukose (Traubenzucker) und Galaktose (Schleimzucker) aufzuspalten, wodurch er erst verdaulich wird. Ein Großteil der Weltbevölkerung, vor allem in Afrika und Asien, bildet im Erwachsenenalter keine Laktase mehr, was völlig normal ist. Nur bei einigen Nomadenvölkern weltweit, in Nord- und Mitteleuropa sowie Teilen Amerikas, hat sich durch die Viehwirtschaft das Milchtrinken eingebürgert. Der im Westen übliche Konsum von industriell behandelten Milchprodukten und Milchzucker übersteigt heute jedes gesunde Maß – rund ein Viertel der erwachsenen Bevölkerung in unseren Breiten verträgt Milch schlecht bis gar nicht (mehr). Bei 24 Prozent laktoseintoleranter Patienten wurde in einer italienischen Studie auch eine Zöliakie mit Zottenatrophie nachgewiesen.[3]

Wie erkennen?

Übelkeit, Blähungen, Bauchschmerzen und Durchfall, Juckreiz oder Sodbrennen nach dem Genuss von Milch- oder diversen Fertigprodukten, welche Laktose enthalten, sind typische Symptome. Für Kopfschmerzen, die tagsüber zunehmen, oder ständige bleierne Müdigkeit kann ebenfalls eine LIT verantwortlich sein.

Ob Sie Laktose vertragen, wird durch einen H_2-Atemtest oder eine Laktose-Belastung mit nachfolgenden Blutproben festgestellt, eine langwierige und unangenehme Prozedur. Beim Atemtest wird nach Trinken einer Milchzuckerlösung wiederholt der Wasserstoffgehalt in der Atemluft gemessen. Er zeigt an, ob die Laktose verdaut wurde. Selbst können Sie Ihre Reaktion leicht nach einem großen Glas Kuhmilch beobachten. Oder Sie verzichten eine Zeitlang auf alle Milchprodukte – sind Sie dann symptomfrei, liegt die Ursache nahe. Einfach und sicher ist ein Gentest (siehe Anhang), wofür Sie ebenfalls keinen Arzt brauchen.

Wer schon nach 1 g Laktose Beschwerden hat, sollte Milchzucker gänzlich meiden. Viele Betroffene kommen mit 8 bis 10 g Laktose aber noch gut zurecht (in 100 ml Kuhmilch sind etwa 5 g Laktose enthalten, in Butter nur etwa 0,6 g). Durchschnittlich nehmen wir 20 bis 30 g Laktose täglich in Fertigprodukten, Getränken oder Süßigkeiten zu uns. Gerade Kleinkinder bekommen meist nicht zu wenig, sondern viel zu viel Milch, in der irrigen Meinung, das sei besonders gesund.

Was vermeiden?

Für Laktose gilt ebenso wie für Gluten: Milchzucker eignet sich hervorragend als Geschmacksträger, Bräunungs- oder Füllstoff, und er wird ähnlich großzügig in der Lebensmittelindustrie eingesetzt wie Weizengluten. Es sind daher nicht nur Milchprodukte zu meiden, sondern auch bei Speiseeis, Cremes, Fix-Produkten, Fertigkost, Broten, Konserven, Senf, Gewürzmischungen, Dressings, Säften und Likören, Bonbons, Trinkkakao und vielem mehr ist Vorsicht geboten. Zahlreiche Medikamente, Zahncremes und Nahrungsergänzungen enthalten Laktose. Auch der Ausdruck »Zuckerstoffe« weist auf Laktose hin. Viele Listen glutenfreier

Produkte führen gleichzeitig den Laktosegehalt an (es kann jedoch auch in laktosefreien Produkten noch Kasein und anderes Milchprotein enthalten sein). Auf den Internetseiten großer Discounter und einiger Produkthersteller finden Sie solche Aufstellungen zum Herunterladen. Seit 2005 müssen nach EU-Standard nicht nur glutenhaltige Getreide, sondern auch Milch bzw. Milchzucker auf der Verpackung angeführt sein. Aber Achtung: das gilt nicht für lose verkaufte Produkte (Speiseeis, Hotelportionen, offen angebotenes Gebäck etc.), hier müssen Sie nachfragen.

Es geht auch ohne Milch

Sie erleiden keinen Kalziummangel, wenn Milch gemieden wird. Es gibt genügend andere Kalzium-Quellen, die zudem gesünder sind, wie dunkelgrünes Gemüse, Garten- und Wildkräuter (Löwenzahn, Brennnessel …), Nüsse, Mandeln (Mandelmus, Mandelmilch), Sonnenblumenkerne oder Sesam (über Speisen gestreut, als Sesammus = Tahini oder Sesamsalz = Gomasio). Auch Trockenfrüchte und Sojaprodukte liefern viel Kalzium. Wenn Sie keine Milchallergie haben, kommen notfalls auch laktosefreie Milchprodukte in Frage. Weich-, Schnitt- oder Hartkäse ist praktisch laktosefrei. Auch Joghurt ohne Zusätze, Parmesan oder Mozzarella sowie Butter und Sahne sind meist in geringen Mengen verträglich. Ziegen- und Schafskäse können eine Alternative sein. In der Diskussion um schädliche Transfettsäuren ist zu erwähnen, dass sich diese vor allem in Milch und Fleisch befinden. Nutzen Sie doch öfter die ausgezeichneten veganen Ersatzprodukte (siehe Rezeptteil und Anhang).

Versuchen Sie bei einer Zöliakie/Sprue immer festzustellen, ob Sie an einer Milchallergie oder »nur« an LIT leiden. Letztere kann sich wieder bessern, sobald eine glutenfreie Diät eingehalten wird, eine Milch- bzw. Kaseinallergie bleibt dagegen bestehen und macht weiterhin Probleme. Ausführliche Informationen zum Thema Milch finden Sie in meinem Buch *Besser leben mit Milchallergie und Laktoseintoleranz*. Für den problemlosen Umstieg auf eine gluten- und kaseinfreie Ernährung eignet sich sehr gut das Kochbuch von Susanne Strasser (siehe Anhang S. 171 und Rezeptteil). Laktasepräparate, die bei der Verdauung von Milchzucker helfen sollen, sind nur eingeschränkt sinnvoll, etwa bei Einladungen oder auf Reisen. Sie beseitigen nicht das Grundproblem, außerdem sind sie teuer.

Fruktosemalabsorption (FMA)

Haben Sie das Gefühl, manche Obst- und Gemüsesorten nicht zu vertragen? Wird Ihnen nach dem guten Vollkornmüsli schlecht? Ärzte tippen noch immer zu selten auf eine Fruktosemalabsorption (Fruchtzuckeraufnahmestörung) – häufig erst dann, wenn eine Laktoseintoleranz ausgeschlossen wurde, Magen-Darm-Probleme sich aber nicht bessern.

Wie erkennen?

Bei einer FMA landet der Fruchtzucker aus Nahrungsmitteln unverdaut im Darm, wo er bakteriell abgebaut wird, was zu starken Blähungen, Krämpfen, Übelkeit und wässrigem Durchfall führt. Die entstehenden Gase strömen zurück in den Dünndarm und über das Blut zur Lunge, was unerklärliche Schwindelgefühle auslösen kann. Als Ursache vermutet man eine Störung des Transportsystems »GLUT-5«, das beim gesunden Menschen Zucker in die Dünndarmzellen und ins Blut schleust. Eine FMA ist die ungefährliche »intestinale« Form der Fruktoseunverträglichkeit. Bei der »hereditären« (angeborenen) Fruktoseintoleranz fehlen den Betroffenen alle Enzyme, die für den Abbau von Fruchtzucker nötig sind. Diese Störung ist selten, würde jedoch absoluten Verzicht erfordern, da es sonst zu schweren Organschäden kommt.

Die FMA kann, wie die Laktoseintoleranz, durch einen H_2-Atemtest festgestellt werden. Nach Trinken einer Fruchtzuckerlösung wird die aus dem Darm frei gewordene Wasserstoffmenge in der Atemluft gemessen. Je höher sie ist, umso wahrscheinlicher liegt eine FMA vor. Die Firma Labovital (siehe Anhang) bietet nun auch einen Gentest an. Selbst können Sie prüfen, ob akute Beschwerden nach einem Glas purem Fruchtsaft oder einem Löffel Fruchtzucker auftreten. Welche Menge Sie wovon vertragen, lässt sich später ohnehin nur durch Selbsttests herausfinden.

Was vermeiden?

Fruktose kommt zusammen mit Glukose (Traubenzucker, Dextrose) und Saccharose (»Haushaltszucker«) in Obst, Gemüse, Honig, aber auch Vollkorngetreide in unterschiedlichen Mengen vor. Sehr viel Fruktose enthalten Äpfel und Birnen, Weintrauben, Heidelbeeren oder Steinobst. Karotten, Kohl, rote Bete oder grüne Bohnen sind kritische Gemüse. Enthalten Lebensmittel etwa gleich viel Trauben- wie Fruchtzucker – wie Erdbeeren, Kiwis, Bananen, Zitronen, Mandarinen, Ananas, grüner Salat, Brokkoli, Zucchini oder Kartoffeln –, werden sie besser vertragen. Glukose hilft nämlich mit, den Fruchtzucker zu verdauen. Auch Nüsse, Ketchup, Apfelessig, Honig, Limonaden, alle Alkoholika und Getreidekaffee (Zichorie) können problematisch sein. Normaler Haushaltsrübenzucker stellt kein Problem dar. Holunder- und Preiselbeersaft werden gut vertragen, ebenso Balsamico-Essig.

Bei FMA sind auch Süßstoffe wie Sorbit(ol) zu meiden. Diese werden in Diabetikerprodukten, in zuckerfreien Kaugummis und Light-Produkten verwendet. Sorbit ist durch die E-Nummern E 420i, 420ii und E 491 bis 495 ausgewiesen. Unverträglich bei FMA sind auch die Süßstoffe Mannit, Isomalt, Maltit, Laktit und Xylit (E 421, 953, 965, 966 und 967), ebenso der Ballaststoff Inulin (auch in Topinambur), Oligofruktose, Invertzucker(sirup) und »Zuckeralkohole«. Achtung: »zuckerfrei« oder »ohne Kristallzucker« bedeutet nur, dass eben andere Süßstoffe enthalten sind, die noch viel mehr schaden als herkömmlicher Zucker – vor allem Kinder reagieren darauf empfindlich.

FMA bei Weizenallergie und Zöliakie

Falls Sie gleichzeitig an einer FMA leiden, achten Sie auf den natürlichen Fruktosegehalt von Vollkorngetreide. Er ist oft schuld daran, wenn »Vollwertkost« schlecht vertragen und daher abgelehnt wird. Bei Weizenallergie nehmen Sie nur helle Mehle (Dinkel, Kamut), bei Zöliakie seien Sie eher vorsichtig bei Kastanienmehl. Bei süßen Milchfertigprodukten, Cremes, Fruchtjoghurt, Speiseeis etc. sollten Sie nicht nur auf den Glutengehalt, sondern auch auf Fruchtzucker und Süßstoffe achten.

Genaue Infos über Lebensmittelintoleranzen, ebenso Listen über den Fruktosegehalt von Nahrungsmitteln versendet z. B. der Deutsche Allergie- und Asthmabund (siehe Anhang). Immer häufiger bilden sich Selbsthilfegruppen für LIT- und FMA-Betroffene.

Fruktose und Sorbit kommen auch in Medikamenten und frei verkäuflichen Präparaten vor (Beipackzettel studieren oder Hersteller fragen). Eine gute Alternative zum Süßen ist Stevia, in Japan längst Standard. Bei uns sträubt sich die EU bzw. die Süßstoffindustrie gegen eine Zulassung. Stevia wird aber als »Kosmetikprodukt« verkauft und ist natürlich zum Genuss geeignet (siehe Anhang). Tasten Sie sich nach der Diagnose einer FMA vorsichtig an die verträgliche Fruchtzuckermenge in der Nahrung heran. Essen Sie rohes Obst nicht mehr nach 14 Uhr – Ihrer Leber zuliebe. Auch Fruktose-Glukose-Sirup sollten Sie wo immer möglich meiden (siehe »Glykoproteinsyndrom«).

FMA, Fettleber und mehr ...

Eine unerkannte FMA kann ein Auslöser für »endogene« Depressionen sein, weil der im Darm verbleibende Fruchtzucker die Aufnahme von Tryptophan aus der Nahrung blockiert. Aus dieser Aminosäure (Eiweißbaustein) bildet der Körper nicht nur das »Glückshormon« Serotonin, dessen Fehlen depressiv macht, sondern auch das schlaffördernde Melatonin. Bei einer FMA kann also der Rat, mehr Obst, Gemüse und Vollkorn zu essen, die Lage sogar verschlimmern. Lassen Sie sich nicht in die »psychische Ecke« drängen, bevor Sie Aufklärung haben! Serotonin schützt auch die Leberzellen. Auffallend häufig leiden Personen mit FMA an einer Fettleber, daher unbedingt die Leberwerte bestimmen und Tastbefund verlangen (siehe auch »Metabolisches Syndrom«). Eine FMA wird häufig als Folge einer Pilzbelastung des Darms, einer Schwäche der Bauchspeicheldrüse oder nach Gallenoperationen beobachtet. Man sollte sie ernst nehmen, um weitere Schäden zu vermeiden.

Histaminintoleranz (HIT – Enterale Histaminose)

Etwa 3 Prozent der Bevölkerung leiden an einer Empfindlichkeit gegen-über Nahrungshistamin. Chronische Kopfschmerzen oder Migräneanfäl-le nach dem Essen lassen immer an eine Histaminintoleranz denken. Vie-le Nahrungsmittel erhöhen den Histaminspiegel im Blut, weil sie entwe-der selbst Histamin enthalten oder die Histaminausschüttung im Körper fördern (Histaminliberatoren). Das gilt insbesondere für Alkohol. Hohe Dosen führen aus mehreren Gründen zu (nicht ungefährlichen) Vergif-tungserscheinungen. Insofern sieht die HIT wie eine echte Allergie aus, das Immunsystem ist aber nicht beteiligt.

Wie erkennen?

Histamin gehört zu den sogenannten biogenen Aminen. Es kommt in vie-len Nahrungsmitteln vor, wird aber auch bei Allergien von speziellen Immunzellen (Mastzellen) gebildet und erzeugt die typischen Allergie-Symptome. Kommt beides zusammen, ist es für Betroffene absolut kein Hit. Der Körper muss diesen Ansturm nämlich abbauen, und dazu braucht er ein bestimmtes Enzym: die Diaminoxidase (DAO). Diese wird aber einerseits von der Allergie aufgebraucht, andererseits durch viele Medikamente (Hustenlöser, Blutdrucksenker, Schmerzmittel, Antibiotika etc.) oder fehlende B-Vitamine blockiert. Zu wenig DAO, umso mehr Beschwerden – ein Teufelskreis. Es gibt Personen, deren Körper gene-rell wenig DAO bildet und die dann auch überempfindlich auf Alkohol sind.

Histamin löst Gesichtsrötung (»Histamin-Flush«), Hautausschläge, Fließschnupfen und Juckreiz, sehr oft auch Migräne, Herzrasen, Panik, Übelkeit und Schwindel bis hin zum Kollaps aus. Noch tagelang nach einem »Anfall« fühlt man sich fahrig und zerstreut, weil Histamin sogar das Hirngewebe angreift (ein Grund, weshalb Antihistaminika beruhi-gend wirken). Auf längere Sicht muss man unbedingt seinen Histamin-haushalt in Ordnung bringen. Ärztliche Tests zum Nachweis einer HIT durch Provokationsdiäten sind aufwendig, der (vorsichtige) Nahrungs-mittel-Selbstversuch funktioniert aber auch gut und hilft, die richtigen

Schlüsse zu ziehen. Ein Test auf HIT wird z. B. von Labovital angeboten (siehe Anhang).

Was vermeiden?

Viel Histamin konzentriert sich in lange gelagerten, stark verarbeiteten oder vergorenen Nahrungsmitteln: in Geräuchertem, Dauerwurst, Rohschinken, Hartkäse, Sauerkraut oder Fischkonserven (vor allem Thunfisch). Hefe, Rotwein, Bier, Tomaten, Spinat, Erdbeeren, rohe Äpfel oder überreife Bananen enthalten selbst viel Histamin bzw. verstärken dessen Ausschüttung. Die leckere Thunfischpizza mit Tomaten und Hartkäse samt einem Glas Rotwein kann bei einer HIT wie Gift wirken. Versuchen Sie, die kritischen Nahrungsmittel möglichst einzuschränken oder sie wenigstens nicht zusammen in einer Mahlzeit zu essen.

Das Histaminproblem wird, wenn keine Allergie erkennbar ist, von Ärzten besonders gerne als »psychisch« verkannt, sie sehen nur das »nervöse Herz«, Panikattacken oder die chronische Migräne. Psychopharmaka und Triptane (Migränemittel) sind schnell verschrieben, lösen aber niemals das Grundproblem. Wenn man Fertigprodukte meidet, Lebensmittel möglichst frisch verzehrt sowie Schokolade einschränkt, ist schon viel getan. Einfrieren oder kochen macht keinen Unterschied im Histamingehalt.

Das einfachste Mittel, den Histaminabbau zu beschleunigen, ist übrigens ausreichendes Trinken: gutes Quellwasser (am besten über Quarzsteine gegossen – **kein** Mineralwasser!), mindestens 6 bis 8 Gläser pro Tag. Haben Sie das Gefühl, kühles Wasser nicht zu vertragen, trinken Sie nach dem Vorbild der indischen und tibetischen Medizin über den Tag verteilt immer wieder schluckweise mit etwas Ingwer abgekochtes, heißes Wasser. Hauptsache, Sie führen Ihrem Körper genügend reines Wasser zu. Von den erhältlichen DAO-Präparaten gegen HIT rate ich ab, denn sie stellen nur »Symptomkosmetik« dar und enthalten tierische Bestandteile. Wichtig ist die Zufuhr von genügend Folsäure, Vitamin B_1, B_6 sowie Vitamin C und Kalzium (aber nicht aus Milch). Diese Kombination vermindert die Histaminausschüttung um bis zu 30 Prozent. Eine wahre Erholung kann bei HIT die Schwangerschaft sein, da in dieser Zeit der DAO-Spiegel im Körper bis zum 500fachen ansteigt, um das Baby vor Schäden zu schützen. Wer dann plötzlich frei von starker Migräne ist, sollte immer an eine HIT als Ursache denken. Ein Zusammenhang wird auch zwischen Schilddrüsenunterfunktion und HIT vermutet. Die größten Histaminmengen beziehen wir jedenfalls aus tierischer Nahrung.

Glutamat und Aspartam

Reaktionen auf Zusatzstoffe in Lebensmitteln, auf Aromen, künstliche Farb- und Konservierungsstoffe, Würzmischungen und dgl. fallen unter den Begriff einer Pseudo-Lebensmittelallergie. Hier liegen keine immunologischen Reaktionen vor, sondern der Körper wehrt sich einfach gegen ein »Gift« – etwas, das er nicht verträgt und nicht haben will. Die Zusatzstoffe Glutamat und Aspartam sind heute in unserer Ernährung allgegenwärtig. Von 1976 bis heute stieg der Absatz von Natriumglutamat weltweit von 262 Millionen auf 1,7 Milliarden kg!

Glutamat als heimlicher Krankmacher

Glutamat (Mononatriumglutamat – E-Nummer 621) erzeugt einen fleischähnlichen Geschmack, den die Japaner »umami« (wohlschmeckend) nennen. Ursprünglich wurde Glutamat aus Algen gewonnen, heute braut man es meist aus verkochter Salzsäure, Schimmelpilzen und gentechnisch veränderten Bakterienstämmen. Die Nahrungsmittelindustrie nutzt isoliertes Glutamat als »Geschmacksverstärker«, um nicht Vorhandenes vorzutäuschen, sprich Rohstoffe einzusparen. Sie wird immer behaupten, Glutamat sei harmlos, die Praxis sieht jedoch anders aus:
Glutamat regt bei Mensch und Tier den Appetit an, fördert daher Übergewicht und Fressgier. Im Tierversuch schädigt es die Nachkommenschaft. Glutamat irritiert das körpereigene System der Botenstoffe und greift Hirnzellen an. Es gilt unter vielen Experten als »Alzheimer-Vitamin«. Prof. Konrad Beyreuther, Alzheimer-Spezialist an der Universität Heidelberg, bestätigte: »Glutamat ist ein Nervenzellgift.«[4] Auch hinter den Bezeichnungen »Guanylate«, »Inosinate« (die noch stärker wirken

sollen – ein Hauptbestandteil ist Purin, das Gicht verursacht) oder hinter dem Begriff »Hefeextrakt« verbirgt sich nichts anderes als Glutamat. Hier wird frohgemut Konsumententäuschung betrieben. »Geschmacksverstärker« tragen die E-Nummern 620–625. In Schweden, Australien oder Thailand wird Glutamat längst sehr kritisch gesehen.

Wie oft ins Treffen geführt, ist Glutamin bzw. Glutaminsäure (Glutamat ist das Salz dieser Säure) ein natürlicher Eiweißbaustein und etwa auch in Weizen, Soja und Naturhefe zu finden. Im Hirnstoffwechsel spielt Glutaminsäure eine wichtige Rolle. Um jedoch auf die Menge eines üblichen glutamathaltigen Fertiggerichtes zu kommen, müssten Sie 400 Eier, 12 kg Spinat oder 25 kg Zwiebeln essen! Cluster-Kopfschmerz wird leicht durch künstliches Glutamat ausgelöst, nicht aber durch den natürlichen Gehalt in Lebensmitteln. Das »Chinarestaurant-Syndrom« mit Kopfschmerzen und Übelkeit rührt von großen Glutamatmengen her, die dort oft verwendet werden. In Babynahrung ist Glutamat verboten, für Schwangere und Erwachsene soll es harmlos sein?

Bei Zöliakie/Sprue ist (Mononatrium-)Glutamat schon deswegen zu meiden, weil es strukturell dem Gluten (wie auch dem Kasein) ähnlich ist. Der Körper hält Natriumglutamat für gewöhnliches »Salz« und nutzt es für den Stoffwechsel, indem er das Glutamat abspaltet. Dieses aber verbleibt als Abfall im Körper und richtet Schaden an. Ein unschädlicher »Geschmacksverstärker«, vor allem für Gemüse und Hülsenfrucht-Gerichte, ist dagegen Amchur-Pulver aus getrockneter Mangofrucht, erhältlich in indischen Lebensmittelgeschäften.

Aspartam – süß und heimtückisch

»Zufällig« ist der größte Hersteller von Glutamat, der japanische Konzern Ajinomoto, auch der Hauptproduzent des künstlichen Süßstoffs Aspartam (E 951). Diese gentechnische Erfindung besteht aus Asparaginsäure und Phenylalanin (sehr gefährlich bei der Stoffwechselkrankheit Phenylketonurie – PKU). Aspartam hat einen weltweiten Siegeszug in Light-Limonaden, Süßigkeiten und Diätlebensmitteln angetreten. Es versteckt sich auch hinter den Bezeichnungen »Nutra Sweet«, »Equal« »Canderel« oder »Senecta«. Trotz gegenteiliger Studienergebnisse wird es als harmlos eingestuft, doch birgt Aspartam dieselben Gefahren wie Glutamat. Höchst bedenklich scheint es für Schwangere zu sein, da es das fötale Gehirn schädigen kann. Die Aufzählung aller sonstigen Leiden, welche durch Aspartam ausgelöst oder verschlimmert werden könnten, möchte ich Ihnen ersparen – zu lang ist die Liste. Natürlich sind Allergien, Magen-Darm-Probleme, Panik und Depressionen, Migräne bis hin zu Multipler Sklerose (MS), Morbus Alzheimer und Krebs auch darunter. Dies ist kein unglücklicher Zufall, sondern die logische Folge des Konsums künstlich und gentechnisch fabrizierter Substanzen, egal wie sie aussehen mögen.

Seit das Patent abgelaufen ist, wird Aspartam weltweit hergestellt und in mehr als 9000 Produkten verwendet. Man kann sich vorstellen, was geschieht, wenn Glutamat und Aspartam über lange Zeit konsumiert werden – samt der sonst noch üblichen Nahrungsmittelchemie. Aspartam galt früher als Substanz zur chemischen Kriegsführung. Es wird in der Mast eingesetzt, ist also kein Mittel zum Abnehmen, sondern führt – wie auch Glutamat – zu Fettablagerungen und Übergewicht. Ich denke, diese Fakten sollten reichen, um jeden ins Grübeln zu bringen. Und wenn »Experten« demnächst wieder behaupten, es gebe keine ausreichenden Beweise – tun Sie sich und Ihren Kindern dieses Risiko nicht an!

Light und andere Lügen

Die Anzahl sogenannter Light-Produkte nimmt ständig zu. Sie stellen aber keine Hilfe zum Schlankwerden dar, sondern steigern sogar den Appetit. Weiters enthalten sie Quell- oder Fettstoffe, Geschmacksverstärker und Emulgatoren, die in Summe für jeden Allergiker problematisch sind. Künstliche Süßungsmittel wie Xylit, Sorbit oder Mannit bewirken in größerer Menge Durchfall und Übelkeit. Aspartam (siehe oben), aber auch Acesulfam und Saccharin sind reine Chemieprodukte aus künstlichen Eiweißbausteinen. Sie vermehren noch Hunger und Süßverlangen, weil sie nicht durch Insulin abgebaut werden, d. h. keine Sättigung erzeugen. Fettreduzierte Milchprodukte, Diätmargarine und dgl. enthalten zu viel konzentriertes Eiweiß, außerdem Aroma- und Zusatzstoffe wie Gluten oder Laktose.

In den vergangenen Jahrzehnten wurde der normale Haushaltszucker (Saccharose), weitgehend von Fruchtzucker und dem verwandten Zuckeralkohol Sorbit abgelöst. Gerade fettarme »Wellnessprodukte« enthalten meist viel davon, und Limonaden sind oft Fruchtzuckerbomben, die das Verdauungssystem heillos überlasten (siehe »Glykoproteinsyndrom«). Obst oder Gemüse (z. B. Karotten) werden gezielt auf Süße gezüchtet. Milch und Obst scheinen durch die industrielle Behandlung für unsere Gesundheit langsam mehr Risiken als Nutzen zu bergen. Kaufen Sie daher, wo immer möglich, Bio-Qualität.

Problem künstliche Vitamine

Entgegen geschickter Werbung ist die künstliche Vitaminisierung von Lebensmitteln alles andere als gesund, und sie erfolgt von Herstellern meist ganz beliebig, ohne gesetzliche Richtlinien. Mit künstlichen Vitaminen und Mineralien angereicherte Säuglingsnahrung, Säfte oder Fertigbreie werden Kindern in guter Absicht gegeben, richten aber mehr Schaden an, als sie je nützen. Diese Substanzen werden gentechnisch hergestellt und hätten gerade in Kinderkost nichts zu suchen – doch die neuen EU-Richtlinien schreiben es zwingend vor. Im Reformhandel finden Sie noch immer viele naturreine Produkte, die aber nun nicht mehr als säuglings- oder kindgerecht bezeichnet werden dürfen.

Ohne Zweifel fördert dieser Vitaminwahn die Entstehung von (Pseudo-)Allergien, Intoleranzen und späteren Organschäden. Ohne Chemie geht offenbar gar nichts mehr, das werden Sie rasch erkennen, sobald Sie versuchen, sich oder Ihr Kind »anders« zu ernähren. Informieren Sie sich aus guter Literatur, in fachkundigen Reformhäusern sowie bei ganzheitlich denkenden Ärzten und Heilpraktikern über eine sinnvolle, chemiefreie Ernährung für Sie oder Ihr Kind. Werbekampagnen in Zeitschriften und Gesundheitsbeilagen von Zeitungen (Vermerk »bezahlte Anzeige«) sind dafür wenig geeignet und niemals objektiv, da sie den Zweck verfolgen, Produkte zu verkaufen – seien dies nun Fleisch, Kuhmilch, Eier, Vitaminpräparate oder, wie in Österreich durchaus üblich: Impfungen.

Symptome, Diagnose und Therapie

Getreideallergie

Die Symptome einer Getreideallergie (speziell der verzögerten) können Betroffenen das Leben zur Hölle machen. Sie reichen von Juckreiz und Schwellungen in Mund und Rachen (orales Allergiesyndrom), Atemproblemen, chronischem Husten und Schnupfen über Ekzeme, Übelkeit, Sodbrennen, Blähungen und Durchfall bis hin zu Herzsensationen und schweren psychischen Erkrankungen wie Panikattacken oder Schizophrenieschüben. Die Reaktionen sind nicht unmittelbar lebensbedrohlich, quälen aber Allergiker, welche die Ursache nicht herausfinden, meist ein ganzes Leben lang. Sie laufen von Arzt zu Arzt, finden keine Hilfe und werden nicht selten als eingebildete Kranke abgestempelt bzw. landen in psychiatrischen Kliniken.

Wenn fanatische Rohköstler gerne behaupten, Brot sei »Gift«, so steckt darin zumindest ein Weizenkorn an Wahrheit. Diäten mit Getreide- und Vollkornkost bereiten nämlich vielen Menschen Probleme. Neben der Weizenallergie kommen auch Allergien auf Roggen, Mais oder Buchweizen vor. Je mehr von einem Getreide gegessen wird, umso wahrscheinlicher ist das Auftreten einer Allergie. Deshalb ist es ratsam, überhaupt kein Nahrungsmittel in rauen Mengen zu verzehren. Nicht zufällig sind Maisallergien in den USA am weitesten verbreitet, wo Mais so allgegenwärtig ist wie in Europa der Weizen. Es gibt keinen Einheits-Ernährungsbrei, der für alles und jeden gut wäre. Die östlichen Medizinsysteme (traditionelle tibetische Medizin, Ayurveda, TCM) wissen das seit Jahrtausenden, und auch die Klosterfrau Hildegard von Bingen sah es in ihren heute wiederentdeckten, mittelalterlichen Schriften ganz ähnlich (siehe »Dem Darm auf die Sprünge helfen – mit Naturheilkunde«).

Bei einer Getreideallergie kann man auch auf andere Weizenproteine als das Gluten (Prolamin und Glutelin) reagieren, z. B. auf Albumin oder Globulin. Dennoch ist meist auch hier die Glutengruppe als Übeltäter beteiligt. Eine Nahrungsmittelallergie vom Soforttyp kann in der Praxis durch folgende Methoden ausgetestet werden:

1. Reibetest: Das Nahrungsmittel wird mehrmals auf einer markierten Hautstelle eingerieben, wobei nach 15 bis 20 Minuten (aber auch viel später) Symptome wie Rötung und Reizung auftreten können, die auf eine Allergie schließen lassen. Selbst können Sie verdächtige Dinge in der Ellbogenbeuge einreiben und aus einer Rötung erste Schlüsse ziehen.

2. Pricktest: Übliche Allergenextrakte werden auf die Haut gebracht, die vorher eingeritzt wurde. Treten nach 10 bis 20 Minuten Rötungen und Juckreiz auf, zeigt dies eine Empfindlichkeit an. Mit dem »Prick-zu-Prick«-Test kann das verdächtige Nahrungsmittel nochmals nachgetestet werden. Spätreaktionen werden dabei allerdings nicht erfasst. Sinnvoll daher nur zusammen mit einem Bluttest und einer genauen Vorbefragung (Anamnese).

3. Bluttest (RAST – Radio-Allergo-Sorbent-Test): Hier wird das Ansteigen der Immunglobuline vom Typ IgE überprüft. Antikörper vom Typ IgG bleiben unberücksichtigt. Gerade bei Milch- und Getreideallergien fällt ein RAST-Test oft falsch negativ aus, wenn die schädigende Form des Proteins (Epitop) erst im Darm entsteht.

4. Auslass- bzw. Provokationsdiät (siehe weiter unten)

5. Patch-Test (Epikutan-Test): Zum Erkennen von Spätreaktionen der Haut ist auch ein »Patch-Test« möglich, bei dem verdächtige Substanzen per Pflaster auf den Rücken geklebt werden. Nach 48 Stunden wird die Reaktion geprüft (Rötung, Juckreiz etc.). Dieser Test wird fallweise beim atopischen Ekzem (Neurodermitis) angewandt.

6. Labortests: Im Labor zeigt sich bei Frauen mit Weizenallergie oft eine Erhöhung des Prolaktins (Milchflusshormon), Eiweiß im Harn oder eine Vergrößerung (Makrozytose) der roten Blutkörperchen. Folsäure-, Eisen- und Vitamin-B-Mängel liegen sehr häufig vor.

Die Stärke der Reaktion unterteilt man beim Bluttest (siehe 3. oben) in sogenannte RAST-Klassen. 0 bedeutet keine, 5 bis 6 eine sehr starke Sensibilisierung gegenüber dem getesteten Nahrungsmittel. Beim RAST-Blut-test werden, wie schon erwähnt, nur die Antikörper der Klasse IgE ge-prüft. Spätreaktionen auf Nahrungsmittel – die weitaus häufigere Form – bleiben unberücksichtigt. Sie können auch ohne Arzt spezielle IgG-Blut-tests durchführen lassen, die verzögerte Nahrungsmittelallergien recht zuverlässig nachweisen (Adressen im Anhang), die Kosten dafür müssen Sie aber meist selbst tragen. Auch wenn immer wieder von solchen Tests abgeraten wird, denke ich, jeder Erwachsene ist mündig genug, selbst über sein Vorgehen und seine Gesundheit zu entscheiden – zumal viele Ärzte mit genauen Allergiediagnosen heillos überfordert sind, ihre Patienten dafür vorschnell mit der Erklärung »Reizdarm« abspeisen, falls im Prick- und RAST-Test nichts gefunden wird. Lesen Sie dazu auch das Kapitel »IgG und Leaky Gut im Expertenstreit«.

IgE-Allergietests bergen eine relativ hohe Fehlerquote. Bei Säuglingen machen sie wenig Sinn, da sich deren Organismus in Entwicklung befin-det. Sie sind also mit genauer Beobachtung, etwa durch das Führen eines detaillierten »Ernährungstagebuches«, immer noch gut beraten. Wenn Sie überzeugt sind, dass ein Nahrungsmittel Ihnen oder Ihrem Kind scha-det, dann verzichten Sie darauf! Es gibt in der menschlichen Ernährung nichts, was nicht ersetzt oder weggelassen werden könnte. Die reichlich naive Frage an Vegetarier und Veganer: »Ja, was isst du denn über-haupt?« sollte bald der Vergangenheit angehören, denn es gibt tatsäch-lich eine schöne und gesunde Welt abseits von Schlachthöfen, Hühnerfar-men und Ställen voller »Bio«-Milchkühen, die verzweifelt nach ihren Kälbern brüllen, die man zum Schlachten abholt. Wer das einmal gehört hat, begibt sich immer öfter mit Freuden ins vegetarisch-vegane Schlaraf-fenland.

Zöliakie – komplex und wandelbar

Bei Zöliakie oder einheimischer Sprue (dieser Begriff als Gegensatz zur tropischen Sprue, die bei uns nicht vorkommt) existieren Erbfaktoren (genetische Disposition), die ihren Ausbruch begünstigen. Kinder tragen ein zehnfach erhöhtes Risiko, wenn Eltern oder Geschwister Zöliakie haben, auch wenn sie nur »unsichtbar« vorhanden ist. Betroffene zeigen

Auffälligkeiten im sogenannten HLA-System (»human leucocyte antigene«), einer bestimmten Gruppe von Genen. Die meisten Zöliakiekranken (aber auch viele Typ-1-Diabetiker) haben die Genotypen HLA-DQ2 bzw. -DQ8. Das bedeutet allerdings nicht zwangsläufig, dass eine Zöliakie auftreten muss, denn auch 20 bis 30 % der gesunden Menschen tragen diesen Genotyp. Ein weiterer Marker soll HLA-DR4 sein. Wer beide aufweist, trägt ein 50fach erhöhtes Risiko, durch Gluten krank zu werden. In den USA rechnet man bei Zöliakie mit der höchsten Dunkelziffer (1 : 50).

Vermutlich müssen zur Genetik noch eine spezielle Empfindlichkeit der Darmwand sowie weitere Belastungen hinzukommen (»leaky gut« – siehe unten), damit eine Zöliakie letztlich auftritt.

Man bezeichnet die Zöliakie/Sprue auch als »gluteninduzierte Enteropathie« (durch Gluten verursachte Darmschädigung). Allergisch bedingte Entzündungen und eine Form der Autoimmunstörung, bei welcher das Immunsystem körpereigenes Gewebe angreift, gehen dabei Hand in Hand. Eine Zöliakie kann in jedem Stadium des Lebens akut werden, Stress begünstigt den Ausbruch. Belastend wirken Allergien bzw. der langjährige Genuss kritischer Nahrungsmittel (Kuhmilch, Glutamat etc.), ein körperliches oder seelisches Trauma, starke chronische Ängste, Virusinfektionen, Operationen, Pubertät, Wechseljahre und gar nicht selten Schwangerschaften. Im Durchschnitt vergehen 8 bis 11 Jahre, bis eine Zöliakie/Sprue richtig erkannt wird. Inzwischen verstreicht wertvolle Zeit, der Darm wird immer stärker geschädigt. Ein Grund für falsche Diagnosen ist die Vielfalt an Symptomen, welche manchmal auch ganz fehlen. Es gibt »versteckte« Formen der Zöliakie, die nicht sofort an diese Krankheit denken lassen. Die Literatur spricht dann von atypischer, silenter und latenter bzw. potenzieller Zöliakie oder – bei allen Formen, die nicht leicht ins Auge fallen – von einem »oligosymptomatischen Verlauf«.

Wie wird man auf eine Zöliakie oder Sprue aufmerksam?

Die klassischen Beschwerdebilder können sich je nach Form der Zöliakie/Sprue erheblich unterscheiden:

Typische oder systematische Form (am häufigsten bei Kindern)
Chronischer Durchfall mit breiigen, fettigen und übelriechenden Stühlen (»Steatorrhoe«), doch ist auch Verstopfung möglich. Blähungen, Übelkeit, Krämpfe, Appetitlosigkeit, aufgeblähter Bauch bei dünnen Gliedmaßen, fahl-teigige Haut, Wachstumsstörungen, schwache Muskulatur, Entzündungen im Mund, Zahnschäden, Müdigkeit, Weinerlichkeit und Spielunlust. Kinder mit Trisomie 21 (Down-Syndrom), Diabetes Typ 1, vermutlich auch mit Autismus tragen ein erhöhtes Risiko. Längere Gedeihstörungen bei Säuglingen sollten immer auf Zöliakie abgeklärt werden.

Sprue (Zöliakie bei Erwachsenen)
Es können – müssen aber nicht – die oben genannten Magen-Darm-Symptome vorliegen. Sprue äußert sich oft nur durch Knochen- und Gelenkschmerzen, chronische Infekte, Zyklus- oder Wechseljahresbeschwerden, »Schwangerschaftsprobleme« und »postnatale Depressionen«, dunkle Augenringe, Taubheitsgefühle in den Gliedmaßen (wegen Vitaminmangels), durch grundlose starke Müdigkeit und »Traurigkeit«, ständige Kopfschmerzen bzw. Migräne oder sogar psychotische Zustände (siehe dazu auch: »Von Aphten bis Vitiligo«).

Atypische Form (mit Symptomen außerhalb des Magen-Darm-Bereichs)
Dermatitis Herpetiformis Duhring, Eisen- und Folsäuremangel, Hautpigmentschäden (Vitiligo etc.), Zahnschmelzdefekte, Osteoporose, Muskel- und Knochenschmerzen, Arthritis, Leberentzündung, Nierenschäden, Wachstumsstörungen im Schul- und Teenageralter, Autismus, ADS und ADHS (»Hyperaktivitäts- und Aufmerksamkeitsstörungs-Syndrom«), Thyreoiditis (Schilddrüsenentzündung), Ausbleiben der Regelblutung bei jungen Mädchen, später Zyklusstörungen und Unfruchtbarkeit oder häufige Fehlgeburten. Bluttests sind bei dieser Form immer positiv, und es bestehen Schleimhautschäden.

Silente oder stumme Form (oft nur zufällig durch Blutuntersuchungen entdeckt)
Seropositive Antikörper, vermehrte Antikörper vom Typ IgG4, aber keine weiteren Symptome. Bei Darmbiopsien wird häufig Zottenschwund

unterschiedlicher Ausprägung gefunden (aber durchaus nicht immer, da dieser auch nur stellenweise vorliegen kann!).

Latente oder potenzielle Form (keine Zottenatrophie)
Positive Serummarker im Blut – es ist keine Abflachung der Dünndarmzotten erkennbar, negative Folgen sind aber zu erwarten. Oft bei Autoimmunstörungen oder Kryptopyrrolurie (siehe dort). Es werden in der Praxis Kontrollbiopsien, meist jedoch keine Diät empfohlen. Diese wäre aber vermutlich wichtig.

Die richtigen Tests machen sicher

Zur Feststellung einer Zöliakie/Sprue gelten die »Interlaken-Kriterien« der Europäischen Gesellschaft für pädiatrische Gastroenterologie, Hepatologie und Ernährung (ESPGHAN). Zuerst sollte eine serologische Untersuchung des Blutes erfolgen. Dabei wird vor allem nach sogenannten »Anti human tissue«-Transglutaminase-Antikörpern (Anti-Gewebe-Transglutaminasen sIgA-AK) gesucht. Bei Erwachsenen ist dieser Test am wichtigsten. Der zweite Routinetest ist die Bestimmung der Endomysialen Antikörper (EMA). Sind diese beiden Tests positiv, liegt mit Sicherheit eine Zöliakie/Sprue vor. Bei Kindern liefern die Antigliadin-Antikörper (Anti-Gliadin-sIgA-AK) zuverlässige Ergebnisse, weil sie sich schon im frühen Erkrankungsstadium bilden. Auf jeden Fall muss das Gesamt-IgA bestimmt werden.

Es gibt Tests, die rasch und ohne Arztbesuch erste Hinweise liefern (Adressen siehe Anhang). Wer diese durchführen möchte, soll es auch tun. Die alleinige Bestimmung von IgG-Antikörpern wird für ein sicheres Ergebnis allerdings nicht als ausreichend betrachtet. Das Problem ist: viele Ärzte wissen überhaupt wenig damit anzufangen. Sie bezeichnen erhöhte IgG-Gliadin-Antikörper als »normal« – was einfach nicht stimmt. IgG-Gliadin-Antikörper können nur in einem geschädigten Darm entstehen und sind oft die Vorstufe für eine chronisch-entzündliche Darmerkrankung oder eine andere Autoimmunstörung (siehe dazu »Morbus Crohn und Colitis ulcerosa« und »Reizdarm – die Verlegenheitsdiagnose«). Die IgG-Bestimmung ist jedenfalls wichtig, wenn keine IgA-Antikörper zu finden sind.

Erhärten serologische Ergebnisse den Verdacht auf eine Zöliakie/Sprue, ist zur Absicherung leider immer noch eine Dünndarmbiopsie nötig, um den Zustand der Darmschleimhaut zu überprüfen und eine Probe zur näheren Untersuchung zu entnehmen. Dies geschieht im Rahmen einer Magen- bzw. Dünndarmspiegelung, bei der ein Schlauch mit einer kleinen Zange oder Saugkapsel am Ende geschluckt werden muss. Diese Untersuchung ist leider unangenehm. In der Regel (nicht immer) wird bei dieser Biopsie ein Schwund der Darmzotten (Zottenatrophie) festgestellt. Der Grad einer Schleimhautschädigung wird nach den »Marsh-Kriterien« beurteilt: Marsh Typ 0 bedeutet keinen, Marsh Typ 4 den schwersten Schaden.

Immunologischer Darmkrieg

Bei Verdacht auf Zöliakie sollte auch die Zunahme der intraepithelialen Lymphozyten (IELs – weiße Blutkörperchen des darmeigenen Immunsystems) beurteilt werden, die bei Mikroentzündungen immer zu finden sind. Sie müssen ausgezählt und im Verhältnis zur Anzahl der Epithelzellen angegeben werden. Dadurch wird jede Art von Entzündung sichtbar. Bei jeder Laktoseintoleranz, die sich durch Weglassen von Milchzucker nicht bessert, sollte man (neben einer Fruktosemalabsorption) an Zöliakie/Sprue als Ursache der Beschwerden denken – umso mehr, wenn Anzeichen einer Osteoporose (siehe dort) vorliegen. Umgekehrt spricht das Fehlen einer Laktoseintoleranz eher gegen eine Zöliakie.

In Zweifelsfällen verlasse man sich auf den Belastungstest, bei dem eine Zeitlang glutenfrei gegessen, dann aber der Nahrung wieder Gluten zugegeben wird (als Pulver, um sich nicht an den Geschmack glutenhaltiger Nahrung zu gewöhnen). Verschlechtert sich dadurch das Befinden wieder (was auch einige Wochen bis Monate dauern kann!), liegt mit Sicherheit eine Zöliakie vor. In der Folge ist wirklich lebenslang auf glutenfreie Kost zu achten, denn das Risiko von Folgeschäden ist zu hoch. Zugleich sollte die Empfindlichkeit auf Milch bzw. Kasein abgeklärt werden, etwa durch eine Auslassdiät (siehe unten) oder einen IgG-Test. 2005 ergaben zwei finnische Studien, dass bei der »kuhmilchsensitiven Enteropathie« (Empfindlichkeit auf Milcheiweiß) im Darm genau dieselben Immunreaktionen ablaufen wie bei einer Zöliakie, wenn auch die Darmzotten normal blieben.[5/6] Bei manchen Zöliakie-Betroffenen weist der Darm nur stellenweise eine Zottenatrophie auf, die bei der Biopsie übersehen wird. Auch bilden manche Menschen wegen genereller Abwehrschwäche oder erblicher Veranlagung keine spezifischen IgA-Gliadin-Antikörper. **Sehr wichtig:** halten Sie vor den Bluttests noch keine glutenfreie Diät ein, sonst ergeben sich falsche negative Werte!

Diät ja oder nein?

Ist eine Zottenatrophie vorhanden, finden sich jedoch keine Antikörper im Blut, so handelt es sich um eine Zöliakie/Sprue mit selektivem IgA-Mangel, die eine generelle Immunschwäche anzeigt und eine Prüfung der IgG-Antikörper erfordert. Ist der Schleimhautbefund negativ, Antikörper sind aber vorhanden, wird nur von »Glutenempfindlichkeit« gesprochen und vorerst keine Diät, nur eine Kontrollbiopsie empfohlen. Gerade das kann ins Auge gehen, wenn die Folgen später umso heftiger auftreten. Ein solcher Mangel an Gliadin-Antikörpern liegt z. B. auch bei Menschen mit einer Kryptopyrrolurie vor (siehe S. 61 ff.), geht aber dennoch mit einer starken Glutensensitivität (erhöhtem Gesamt-IgA und -IgG) einher. Diese Patienten leiden meist an denselben Symptomen wie Zöliakiebetroffene (z. B. Eisenmangel), dazu kommt oft noch Osteoporose, und nicht selten sind Fälle einer schizophrenen Erkrankung darunter. Hier wäre glutenfreie Diät doch versuchsweise anzuraten, auch wenn das Bestehen einer Zöliakie unklar ist.

Gluten kann bei genetischer Empfindlichkeit sicher Schäden im Organismus, vor allem auch an den Nieren anrichten. Viele Dialyse-Patienten haben keine medizinische Erklärung, wie es zum Nierenversagen kam. An Gluten denkt man vermutlich nie. Es wird jedoch angenommen, dass durch ständige Glutenbelastung im Körper zirkulierende Immunkomplexe (CIC) entstehen, die chronische Entzündungen und durch Autoimmunreaktionen mit den Jahren schwerste Organschäden oder psychische Störungen verursachen können.

Stuhlproben und alternative Tests

Stuhlproben werden in der Praxis kontrovers beurteilt. Viele Ärzte wissen diese leider nicht zu deuten, obwohl hier ein einfaches »Screening« (Flächentest) in der Allgemeinpraxis erfolgen könnte:

Tauchen etwa bei einem Stuhlgewicht von über 200 g mehr als 7 g Fett pro Tag auf, ist eine Zöliakie/Sprue wahrscheinlich. Zeigt eine ph-Messung (Messung des Säurewerts) des Stuhls einen osmotischen Durchfall, der dem Körper Wasser entzieht, liegt auch hier der Verdacht auf Laktoseintoleranz bzw. Zöliakie sehr nahe. Weiter lassen sich in Stuhlproben Transglutaminase- und Gliadin-Antikörper (IgA) sowie viele andere Hinweise (Pilzbelastung, Entzündungen etc.) finden und bewerten. Solche Stuhltests können Sie auch ohne Arzt vornehmen und auswerten lassen (von Instituten, die IgG-Tests anbieten – siehe Anhang).

Heilpraktiker und Ganzheitsmediziner nutzen fallweise zur diagnostischen Abklärung Bioresonanz, Kinesiologie, Elektroakupunktur nach Voll (EAV) oder eine spezielle Form der Kirlianfotografie. Diese Tests haben, vor allem bei unklaren Biopsien und Blutbefunden, sicher ihren Wert – vorausgesetzt, dass die Anwender sie gut beherrschen. Lassen Sie die schulmedizinischen Standardtests aber jedenfalls durchführen.

IgG und Leaky gut im Expertenstreit

Die Unterscheidung zwischen Allergien vom Sofort- und Spättyp sowie den dazugehörigen Antikörpern vom Typ IgE bzw. IgG wurde schon eingangs besprochen. Hier kommt der Unterklasse IgG4 bei Allergien eine besondere Bedeutung zu. Während sie nämlich in der Regel nur bis zu 5 Prozent der Gesamt-IgG-Menge ausmacht, können die IgG4-Antikörper bei einer Spätreaktion auf Nahrungsmittel bis über die Hälfte ansteigen. IgG4 ist offenbar ein nur kurzfristig aktiver Antikörpertyp, der aber noch Stunden bis Tage später eine starke Freisetzung von Histamin einleitet (im Urin nachweisbar). Es mag schon stimmen, dass die IgG-Antikörper auch beim gesunden Menschen infolge jeder Nahrungsaufnahme ansteigen, doch diese auffällige Erhöhung tritt immer nahrungsmittelspezifisch ein. Gerade beim angeblichen Reizdarmsyndrom (siehe dort) ergeben sich daraus wichtige Schlüsse.

Einfacher gesagt: Ist der Anteil der IgG4-Antikörper im Blut verglichen mit dem Gesamt-IgG auffallend hoch, kann man ziemlich sicher von einer Unverträglichkeit auf bestimmte Nahrungsmittel ausgehen, in welcher Form diese auch auftritt – sei es als entzündliche Darmreaktion bei Zöliakie, als »verzögerte« Empfindlichkeit auf Weizen oder in Form anderer Erkrankungen. Allergiker, die wegen fehlender IgE-Reaktionen unbehandelt bleiben, zeigen dennoch zu mehr als 50 Prozent erhöhte IgG4-Spiegel im Blut. Sehr häufig trifft dies zu bei Neurodermitis oder allergischem Asthma (Kasein!). Die Bedeutung von IgG-Reaktionen wird in der Praxis heftig diskutiert, ihr Zusammenhang mit Allergien oft bestritten. Meiner Ansicht nach sind spezielle IgG-Bluttests aber gerade bei negativen IgE-Tests und unklaren Befunden wertvoll. Sie können die Grundlage für eine gezielte Auslass- bzw. Eliminationsdiät bilden, statt die Patienten mit endlosen Suchdiäten oder Provokationstests zu quälen (letztere sollten Sie überhaupt vergessen).

Wie die Praxis zeigt, kommen zu einer Häufung von IgG4-Antikörpern praktisch immer weitere Empfindlichkeiten des Magen-Darm-Systems hinzu. Die wichtigste ist das sogenannte »Leaky gut«-Syndrom (Phänomen des »löchrigen Darms«). Damit bezeichnet man eine vermehrte Durchlässigkeit der Darmwand, wobei zu große Nahrungsbestandteile unverdaut in den Blutkreislauf gelangen, dort vom Immunsystem aufgespürt und als feindliche, körperfremde Proteine bekämpft werden.

Warum wird unser Darm »löchrig«?

Für die Ausbildung eines »Leaky-gut«-Syndroms gibt es verschiedene Ursachen. Einer Theorie zufolge sind die Schleimhautzellen des gesunden Darms durch sogenannte »tight junctions« (enge Verbindungsstellen) miteinander vernetzt. Diese verhindern wie eine Barriere das Eindringen von Fremdstoffen ins Blut. Milchkasein könnte diese Sperre durchlässig machen und eine Vertiefung der Darmzotten-Zwischenräume (Kryptenhyperplasie) fördern. Dadurch fungiert es wie ein Türöffner für das Gluten. In industriell verarbeiteter Milch werden etwa durch den Vorgang des Mikrofiltrierens und Homogenisierens die Moleküle in kleinste Kügelchen zerrissen, wodurch u. a. das im Milchfett enthaltene Enzym Xanthine Oxidase (XO) die Darmwände durchdringt und in die Blutbahn gelangt, statt im Magen neutralisiert zu werden. In diesem Fall ist nicht der Darm zu »löchrig«, sondern wir behandeln unsere Nahrung so, dass sie hinkommt, wohin sie nicht soll.

Der Verdauungskanal ist normalerweise in sich geschlossen und dazu da, Fremdstoffe aus der Nahrung von der Blutbahn fernzuhalten, solange sie nicht verdaut sind. Wir jedoch, in unserer Ignoranz, verhindern das. Wenn dann unser Immunsystem tut, wozu es geschaffen ist, nämlich Antikörper gegen die Eindringlinge zu bilden, nehmen wir ihm das auch noch übel. Ähnliches passiert an der Blut-Hirn-Schranke: Handy- und Mikrowellenstrahlung macht sie durchlässig für Giftstoffe.

Ein weiterer Grund für die Entstehung des »Leaky gut« sind unkritische Antibiotikatherapien, welche die Darmflora zerstören und die Anfälligkeit für Allergien erhöhen. Österreichische Wissenschaftler konnten noch einen weiteren Risikofaktor finden: Sogenannte Protonenpumpenhemmer – Medikamente, die häufig bei Sodbrennen und Magenproblemen verschrieben werden – behindern die Verdauung von Eiweißmolekülen. Diese gelangen unbehelligt in den Dünndarm, werden dort aufgenommen und leiten die Bildung von Antikörpern ein. Das Risiko zur Entwicklung einer Nahrungsmittelallergie erhöht sich dadurch beträchtlich. Der deutsche Mediziner Dr. Carsten sen. betont weiter die Problematik von Rheumamitteln (Prostaglandinhemmern) und Kortisontherapien (siehe »Diabetes und Glykoproteinsyndrom«). Kortison gilt bei unzähligen Erkrankungen selbst dann als »schulmedizinischer Standard«, wenn seine Wirkung (z. B. bei Hörsturz und Tinnitus) völlig unbewiesen ist!

Rotations- und Auslassdiät

Sogenannte Auslassdiäten (Eliminationsdiäten) werden nicht nur zur Behandlung einer Lebensmittelallergie, sondern auch zur Diagnosestellung eingesetzt. Wenn die Symptome bei Weglassen des verdächtigen Nahrungsmittels ausbleiben (wobei eine kurze Erstverschlimmerung möglich ist), scheint der Beweis erbracht. Die letzte Absicherung liefert eine »Provokationsdiät«, bei welcher das verdächtige Nahrungsmittel nach einigen Wochen Karenz wieder gegessen wird, worauf wieder eine Verschlechterung des Befindens eintritt (nicht anzuraten bei gefährlichen Allergien!).

Der Grund für mögliche Erstverschlimmerungen liegt darin, dass der Körper ein suchtähnliches Verlangen gerade nach schädlichen Nahrungsmitteln entwickeln kann. In der Praxis spricht man hier von »food craving« (krankhafter Gier nach einem bestimmten Nahrungsmittel). Weizen und Milch enthalten Stoffe mit Opioidwirkung: Sie beruhigen, machen aber in größerer Menge apathisch und regelrecht süchtig – nicht selten behaupten Menschen, sie könnten ohne viele Milchprodukte und Weizengebäck »einfach nicht mehr leben«. Doch auch der umgekehrte Fall ist möglich: Man wird durch die allergische Empfindlichkeit auf gewisse Nahrungsmittel aggressiv, fahrig und ruhelos.

Den Darm entlasten

Die beste Einleitung einer Magen-Darm-Sanierung bei Weizen- bzw. Getreideallergie wäre das Heilfasten. Auskünfte dazu erteilen Ärzte/Heilpraktiker und spezialisierte Kliniken. Dann sollte man sich über 3 bis 6 Monate völlig weizen- und kuhmilchfrei ernähren (Auslassdiät), danach kann man versuchen, das kritische Getreide in kleinen Mengen wieder in die Ernährung einzuführen. Treten Symptome auf, wird es wieder gemieden, evtl. über ein ganzes Jahr. In dieser Zeit wird der Darm am besten mit den Mitteln der Naturheilkunde unterstützt und aufgebaut. Übrigens machen sich Diätfehler morgens weniger bemerkbar als zu späteren Tageszeiten. Abends und nachts ist die Allergiebereitschaft des Körpers am größten.

Handelt es sich um Weizen, der nicht vertragen wird, wechselt man wochen- oder monatsweise mit anderen Sorten wie Dinkel, Kamut, Roggen und Hafer (Rotationsdiät). Zu beachten ist, dass auch allergische Reaktionen auf glutenfreies Getreide oder Gräserarten vorkommen können. Gar nicht so selten betrifft das Mais oder Buchweizen, äußerst selten Reis, so gut wie niemals Hirse – was auch an der geringen Menge liegen dürfte, die wir üblicherweise davon essen. Auch diese Allergene müssten dann zeitweise oder ganz vermieden werden. Ein neuerlicher Versuch nach mindestens einjähriger Karenzzeit ist jedoch möglich – im Gegensatz zur Zöliakie/Sprue, wo lebenslang alle glutenhaltigen Getreidearten strikt wegzulassen sind.

Die Erfolgsquote von Rotationsdiäten beträgt 50 bis 80 Prozent, wobei sich vor allem bei Übergewicht eine Gewichtsabnahme fast von selbst ergibt, meist innerhalb von 2 bis 3 Monaten nach Weglassen der kritischen Getreidesorte. Sehr oft liegt es also tatsächlich weniger an der Menge, sondern an der Art der verzehrten Nahrungsmittel, wenn jemand es einfach nicht schafft, abzunehmen. IgG-vermittelte Allergien stören nämlich massiv den Fett- und Glukosestoffwechsel.

Kein Pardon bei Zöliakie

Falls Sie an Zöliakie/Sprue leiden, müssen Sie eine streng glutenfreie Diät einhalten, also auch kleinste Mengen von Gluten in der Nahrung meiden. Zum Schutz von Betroffenen schlägt der Codex Alimentarius (weltweit gültiges Regelwerk für Lebensmittel) einen Grenzwert von 20 ppm (parts per million = Tausendstel) vor – mehr darf in Produkten, die als glutenfrei bezeichnet werden, nicht enthalten sein. In einem Kilo Reis dürften also maximal 20 Tausendstel Gramm Gluten zu finden sein. Dieser Wert würde etwa beim Hafer schon durch einige versehentlich hineingeratene Weizenkörner überschritten. Manche Hersteller glutenfreier Produkte (z. B. die Firma Schär) streben freiwillig einen Grenzwert von 10 ppm an.

1 bis 2 Prozent »Verunreinigung« ist in der konventionellen Verarbeitung von Getreide erlaubt, sonst würde die Produktion sehr erschwert. Ganzkorngetreide kann man noch selbst auf falsche Körner prüfen, Gries und Mehle schon nicht mehr. Hier ist es wichtig, auf die Bezeichnung »glutenfrei« bzw. die durchgestrichene Ähre zu achten. Viele Firmen deklarieren ihre Produkte aus glutenfreien Zutaten deshalb nicht als glutenfrei, weil sie in ihren Anlagen auch glutenhaltiges Getreide verarbeiten. Es steht dann auf der Produktverpackung der Satz: »Kann Spuren von Gluten bzw. Weizen enthalten.« Auch beim bloßen Verdacht auf Glutenspuren gilt bei Zöliakie/Sprue: leider nein! Bei einer Weizenallergie

dagegen haben so winzige Mengen meist keine negativen Folgen, sehr gefährlich sind aber sogar Spuren z.B. bei einer Erdnussallergie.

Die Zöliakie-Diät soll auch fettarm gestaltet werden. Ist die Schleimhaut stark geschädigt, dienen sogenannte MCT-Fette (medium-chain trigliycerides) als Notlösung. Diese werden aus Kokosfett und Palmkernöl hergestellt und benötigen zur Verdauung nur wenig Enzym und keine Gallensäuren. Sie sind jedoch ein Kunstprodukt. Auf Dauer empfehlen sich andere leichtverdauliche Fette, z.B. natives Kokosöl (siehe Rezeptteil).

Ein Problem für »Zölis« können verarbeitete Produkte darstellen – allen voran die Weizenstärke. In hochgereinigter Form (als Primastärke oder A-Stärke) gilt sie bei Zöliakie/Sprue als erlaubt und ist (etwa in skandinavischen Ländern) in vielen glutenfreien Produkten zu finden. Lebensmittel mit Getreideanteil, in denen der Eiweißgehalt weniger als 0,3 Prozent ausmacht, gelten als glutenfrei. Dennoch vertragen viele Zöliakie/Sprue-Betroffene auch diese Primastärke nicht. Meiden Sie am besten solche Produkte. Glukosesirup aus Weizen enthält gemäß Angaben ca. 0,4 Prozent Eiweiß und könnte daher nicht nur in größerer Menge problematisch werden, auch wenn die übliche Literatur das verneint (siehe dazu »Glykoproteinsyndrom«).

Diät ist lebenswichtig

Durch den (unwissentlichen) Genuss von Gluten oder Diätfehler kommt es bei Zöliakie/Sprue niemals zu lebensgefährlichen Reaktionen oder einem »Schock«. Oft treten Symptome sogar erst nach Jahren wieder auf, weshalb früher fälschlich von einer Heilung ausgegangen wurde. Bleibt die Krankheit aber unbehandelt oder wird die Diät vernachlässigt, stellen sich mit der Zeit nicht nur schwerwiegende Vitamin- und Mineralstoffmängel ein, sondern die Darmzotten (Mikrovilli) flachen gänzlich ab und können keine Nährstoffe mehr aus der Nahrung filtern. Am Ende ist der Darm nur noch ein glattes Rohr und kann seine Funktionsfähigkeit gänzlich einbüßen.

So rührt etwa ein Mangel an Vitamin B_{12} oft nicht daher, dass kein tierisches Eiweiß gegessen wird, sondern dass die Magen-Darm-Schleimhaut wegen einer unentdeckten Glutenempfindlichkeit nicht intakt ist. Das Vitamin kann dann nicht aufgenommen werden. Die Anfälligkeit für einen Vitamin-B_{12}-Mangel (»perniziöse Anämie«) ist überdies erblich bedingt, weshalb nicht, wie so oft behauptet, vegane Kost die Ursache sein muss. Auch in der vegetarisch-veganen Ernährung wird das Problem der Glutenintoleranz und diverser Allergien aber leider noch zu wenig beachtet. Im Zweifel ist die Einnahme eines Ergänzungspräparates der sicherste Weg – wie auch dann, wenn aufgrund einer Zöliakie schon große Vitamin- und Mineralstoffmängel bestehen. Bei veganer Ernährung essen Sie regelmäßig Produkte, die mit Vitamin B_{12} angereichert sind.

Mädchen und Frauen mit unbehandelter Zöliakie/Sprue leiden meist unter Zyklusstörungen. Unfruchtbarkeit, Schwangerschaftsprobleme und häufige Fehlgeburten kommen vor, die Wechseljahre beginnen zu früh. Schließlich führen die permanenten Mikroentzündungen zur Bildung von Narbengewebe, und das Risiko für Tumore des Dünndarms (Lymphome) ist um das Vierfache erhöht. Es soll sich aber nach 5 Jahren glutenfreier Diät wieder normalisieren.

Wird nach einer Karenzzeit plötzlich wieder länger Gluten gegessen (in der Meinung, man sei geheilt), tritt oft eine »refraktionäre« Zöliakie auf, die nicht mehr gut auf neuerliche Diät anspricht. Bei manchen Patienten regeneriert sich die Darmschleimhaut überhaupt nicht mehr. Es entsteht eine sogenannte kollagene Sprue mit schlechter Prognose. Gerade in scheinbar aussichtslosen Fällen wäre darauf zu achten, alle in Frage kommenden »Schädlinge« (Kasein, Fruktose- und Glukosesirup, Glutamat, Aspartam etc.) zu meiden und den Darm mit guten Naturheilmitteln zu unterstützen.

Als unschädliche Dosis werden in der Regel 10 oder sogar 30 mg Gluten täglich angenommen. Diese Belastung ist meist schon wegen unbewusster Diätfehler und Glutenspuren in angeblich glutenfreien Nahrungsmitteln nicht auszuschließen. Grundsätzlich sollten Zöliakie-Betroffene etwa alle 1–2 Jahre einen Bluttest auf Transglutaminase-Antikörper durchführen lassen, um sich über den Diäterfolg und ihren Gesundheitszustand zu informieren. Das Vorliegen einer Zöliakie wiederholt durch Provokationsdiäten mit glutenhaltigen Nahrungsmitteln zu prüfen, stellt dagegen eine Zumutung dar, besonders für Kinder. Plötzlich erhalten sie »Normalkost«, die sie später wieder meiden müssen. Doch warum muss man überhaupt Gluten essen? Glutenfreie Kost ist gesund, und es fehlt dabei an nichts. Lieber sollte man sich in der Praxis um bessere Kennzeichnung und eine Verbilligung glutenfreier Nahrungsmittel bemühen, damit diese »Diät« irgendwann gar keine mehr sein muss, sondern einfach als alternative Ernährungsform gewählt werden kann.

Weizenallergie, Zöliakie und ihre Freunde

Diabetes und Glykoproteinsyndrom

Die »Zuckerkrankheit« Diabetes Mellitus tritt in zwei Formen auf: Typ 1 muss mit Insulingaben behandelt werden, da die Bauchspeicheldrüse ihre Funktion nicht mehr ausübt; diese Form kann angeboren sein. Typ 2 entsteht im Laufe des Lebens durch Fehlernährung und andere Risikofaktoren. Etwa 5 bis 10 Prozent der Typ-1-Diabetker leiden an Zöliakie/Sprue, wobei eine glutenfreie Diät auch die Insulinwerte positiv beeinflusst.

Unlängst machte man sich am Klinikum Tübingen Gedanken über die weltweite Zunahme von Diabetes-Erkrankungen des Typs 2. Diese erworbene, früher »Altersdiabetes« genannte Form tritt heute schon bei Kindern vermehrt auf und geht Hand in Hand mit Übergewicht und Fehlernährung. Festgestellt wurde, dass »Diät« und Bewegung nicht immer helfen, ebenso wenig bringt die Gabe künstlicher Vitamine und Mineralstoffe. Auf den Gedanken, die Sache könnte mit dem leidigen »Eiweißproblem«, mit Gluten und künstlichen Süßstoffen zu tun haben, kommt man nicht. Größere Mengen künstlicher Süßstoffe, Frucht- oder Traubenzucker sind auch für Diabetiker untragbar. Nach wie vor werden Fleisch, »fettarme« Milchprodukte und Eier bei Diabetes sogar in großer Menge gutgeheißen, da dieses Eiweiß doch so hochwertig sei. Dabei bekommen Veganer und Vegetarier, die auf Milch verzichten, nur selten bis niemals »Altersdiabetes«. Der massive Anstieg der Diabetes-Fälle gibt insofern zu denken, als er immer mit der Einführung »moderner« Lebensmittelbehandlung und Industriekost einhergeht. Sobald ein Volk von seiner althergebrachten Ernährungsweise auf »Zivilisationskost« (große Mengen an Weißmehl, Zucker, Fleisch und industrieller Kuhmilch) umsteigt, nehmen parallel die Diabetesfälle zu. Das ließ sich schon an den indigenen Völkern Amerikas oder Australiens deutlich beobachten.

Immer mehr Kinder werden heute mit einer funktionsschwachen Bauchspeicheldrüse geboren – vermutlich ein Erbe der Fehlernährung über Generationen. Werden diese Babys nicht gestillt, sondern stattdessen mit Kuhmilch und Weizen überfüttert und später zu braven Industriekost- und Fastfood-Konsumenten herangezogen, nimmt das Schicksal seinen Lauf. Der Körper bildet Antikörper gegen die Insulin produzierenden Zellen der Bauchspeicheldrüse, so dass diese ihre Funktion einstellen. Diabetes Typ 1 wird als Autoimmunstörung eingestuft und ist nur (?) mit Insulinspritzen zu behandeln. Bewegungsmangel und Fehlernährung führen schon bei Babys und Kleinkindern zu Übergewicht, weshalb der jüngste bekannte Patient mit »Alterdiabetes« Typ 2 erst 5 Jahre alt war!

Starker Durst und häufiges Wasserlassen, Heißhunger, süßlicher Mundgeruch, Dauermüdigkeit und Gewichtsverlust können Diabetes anzeigen. Das metabolische Syndrom (siehe unten) gilt seit langem als Vorstufe einer Diabetes-Erkrankung vom Typ 2. Bei schlecht eingestellten Blutzuckerwerten drohen Augenschäden, Schlaganfälle und schwere Durchblutungsstörungen bis hin zu Beinamputationen (»diabetischer Fuß«). Gute Diätberatung ist bei Diabetes sehr wichtig, die Zöliakiegesellschaften bieten auch dazu Hilfe an. Eine gluten- bzw. weizenfreie Kost würde sicher allen Diabetikern Vorteile bringen. Östliche Heilsysteme (TCM, Ayurveda, Tibetische Medizin) haben interessante Sichtweisen und Ratschläge zur Diagnose und Behandlung von Diabetes anzubieten, wobei man auch deren vielschichtige Ursachen betrachtet.

Unbekanntes Glykoproteinsyndrom

Der deutsche Arzt und Chirurg Dr. Hartwig Carsten senior stellte eine hochinteressante Theorie auf – das Ergebnis seiner Forschungen über die Ursachen rheumatoider Arthritis. Er untersuchte die Auswirkungen des allgegenwärtigen »natürlichen« Süßungsmittels Glukosesirup und prägte den Begriff »Glykoproteinsyndrom« (GPS).[7]

Dr. Carsten betont ausdrücklich die Gefährlichkeit von chronischen Eiter- und Entzündungsherden im Körper – eine Einsicht, die sich heute generell durchsetzt. Solche Entzündungen entstehen auch durch die jahrelange Einwirkung schädlicher Stoffe aus der Ernährung. Eine mögliche

Quelle könnte industrieller Glukosesirup sein, ein Konzentrat aus roher Mais- und/oder Weizenstärke. Dieser kann eine massive Bildung von Entzündungsstoffen, sogenannter Lektine, auslösen. Lektine greifen die Zellstrukturen an, irritieren das Immunsystem und schädigen die Auskleidung des Dünndarms. Schleimhautzellen, die völlig mit Lektinen besetzt werden, sterben ab. Das ist an sich ein normaler Vorgang, es kommt jedoch auf das Ausmaß an. Wird nämlich der Darm ständig mit einer Lektinflut aus Glukosesirup überschwemmt, erfolgt dieser Zellabbau immer schneller und das System bricht zusammen. Entzündungsstoffe durchdringen die Darmschranke (»Leaky gut«, siehe oben), gelangen ins Blut und lösen dort Abwehrreaktionen aus. Die Darmschleimhaut wird immer weiter geschädigt, es kommt schließlich zu einer »Regulierungsstarre« – nichts geht mehr.

Der geschilderte Prozess verläuft stufenweise, wobei in Stufe 1 gehäuft Allergien jeder Art auftreten, dies schon bei Säuglingen. Auf Stufe 2 erfolgt eine »stumme Antigen-Einlagerung«, welche sich in unerklärlichen Beschwerden wie Gelenkschmerzen, Herz-Kreislauf-Problemen, Hautausschlägen, Reizdarm, Diabetes, Bluthochdruck etc. äußern. Stufe 3 kennzeichnet die Autoimmunstörungen, bei welchen das Immunsystem körpereigenes Gewebe grundlos anzugreifen scheint – aber eben nur scheinbar grundlos! Schuld ist ein neuer Übeltäter: industrieller Fruktose/Glukosesirup.

Achten Sie beim nächsten Einkauf einmal darauf, wo er überall enthalten ist – Sie werden staunen. Nicht einmal in manchen Reform-Lebensmitteln oder hypoallergener Kuhmilch-Säuglingsnahrung fehlt diese Zutat. Honig von Bienenvölkern, die mit Glukosesirup gefüttert wurden, ist ebenfalls kein wertvolles Naturprodukt mehr. Glukosesirup ist ein EU-weit zugelassenes, billiges Tierfuttermittel, für das es keine Beschränkungen und keine Nennungspflicht gibt. Der vor allem in Amerika in Limonaden und Süßigkeiten verwendete, industrielle Fruktosesirup aus Mais (»High Fructose Corn Syrup – HFCS) fällt in diese Kategorie. Ob nun »Maissirup« oder »Weizensirup«, hier treffen sowohl die Probleme von zu viel Traubenzucker (Glukose) als auch großer Fruchtzuckermengen (Fruktose) zusammen und verstärken sich gegenseitig (siehe auch »Metabolisches Syndrom« und »Fruktosemalabsorption«).

Was tun?

Natürliche Lektine sind (wie auch natürliche Glutaminsäure) ein Bestandteil von Lebensmitteln (Mais, Weizen oder Hülsenfrüchten etc.) und gehören zu den sekundären Pflanzeninhaltsstoffen. Allerdings schafft der kluge Mensch es immer, aus harmlosen Dingen etwas Schädliches herzustellen, indem er einzelne Stoffe »verarbeitet«, konzentriert oder künstlich nachbaut. Wir ahnungslosen Konsumenten essen brav, was die findigen Nahrungsmittelchemiker uns vorsetzen, und überschreiten mit den Jahren jedes Maß. Der Körper schlägt Alarm, die Industrie winkt ab – alles harmlos –, wir aber werden und bleiben krank. Dagegen gibt es leider nur ein Mittel: den Verzicht! Wird die ständige Lektinzufuhr ebenso strikt unterbrochen wie beim Gluten, kann der Darm sich wieder erholen. Das dauert im Durchschnitt einige Monate. Erstverschlimmerungen sind wahrscheinlich, sollten sich aber nach etwa drei Monaten geben, wonach eine deutliche Besserung eintritt.

Dr. Carsten sah durch eine Diät ohne Lektine und Glukosesirup sehr gute Erfolge bei Erkrankungen des rheumatischen Formenkreises, aber auch in der Behandlung von Psoriasis (Schuppenflechte). Er vermied zusätzlich die Anwendung herkömmlicher »Rheumamedikamente« bzw. von Prostaglandinhemmern, weil auch diese das Phänomen des »Leaky gut« verschlimmern und damit die Krankheit, gegen welche sie wirken sollen, gleichsam aufrechterhalten (Medikamente nur in Absprache mit einem Arzt reduzieren bzw. absetzen!). Ein empfehlenswertes Süßungsmittel bei Diabetes, Glykoproteinsyndrom etc. ist natürliches Steviapulver (Stevia rebaudiana).

Osteoporose und Stoffwechselübersäuerung

Die Schulmedizin mag es noch so oft bestreiten: es gibt die »Übersäuerung« (metabolische Azidose) des Stoffwechsels durch falsche Nahrung, Genussgifte, zu wenig Bewegung und Stress. Bindegewebe und Lymphsystem werden dadurch am stärksten belastet, das Immunsystem auf Dauer geschädigt. Diese Übersäuerung – nicht bloß ein Mangel an Kalzium und schon gar nicht zu wenig Milch – verursacht die gefürchtete Osteoporose (Knochenentkalkung). Die genauen Zusammenhänge habe ich in meinem »Milchbuch« beschrieben. Zu viel Milch schützt nicht vor Osteoporose, sie trägt vielmehr zu ihrer Entstehung bei. Das beweisen Untersuchungen aus den USA und nordischen Ländern, wo die Erkrankungsrate trotz hohen Milchkonsums ständig steigt. Ein weiterer Grund sind neben dieser Fehlernährung wohl auch lange Winternächte ohne Sonne, sprich ein Mangel an Vitamin D. Dieses wird nämlich bei Lichteinstrahlung in der Haut gebildet und ist für den Knochenaufbau ebenso wichtig wie Kalzium. Es wird auch bei einer Kryptopyrrolurie (siehe dort) schlecht aufgenommen.

Der ewige Streit ums Kalzium

Wichtiger, als woher wir unser Kalzium beziehen, ist die Frage, ob es vom Körper in dieser Form überhaupt aufgenommen wird. Von der zugeführten Menge gelangt nur ein kleiner Bruchteil ins Blut, vor allem, wenn zugleich (rohes) Vollkorn oder viel tierisches Fett gegessen werden. Nikotin, Alkohol und Kaffee, aber auch Diäten mit den so hoch gepriesenen fettarmen Milchprodukten und viel Obst verschlimmern die Situation. Aus diesen Gründen leiden auch schlanke Frauen häufig an Osteoporose und akuten Darmproblemen, obwohl sie doch »so gesund leben«. Eine über Jahrzehnte unerkannte Zöliakie mit Kasein- und/oder Laktoseintoleranz kann den Dünndarm so weit schädigen, dass überhaupt kein Kalzium mehr aus der Nahrung aufgenommen wird.

Bei Zöliakie/Sprue-Betroffenen liegt denn auch in etwa 30 Prozent der Fälle eine Osteoporose vor.

Eine günstige Form, zusätzliches Kalzium aufzunehmen, ist Kalziumcitrat (als Pulver in Apotheken erhältlich). 1 TL täglich (in Wasser verrührt) liefern etwa 1000 mg Kalzium, zur Allergievermeidung und als Knochenaufbaustoff. Kalzium aus Mineralwasser oder als Kalziumcarbonat verwertet unser Organismus schlecht bis gar nicht – lagert es sogar im Gewebe ab. Korallenkalzium soll eine aktivierte Form liefern, die vom Körper ebenfalls gut akzeptiert wird, jedenfalls gibt es begeisterte Rückmeldungen von Anwendern. Übliche Limonaden, Wurst und Fleisch dagegen enthalten viel Kalziumphosphat, das äußerst schädlich und versäuernd wirkt. Nehmen Sie zusammen mit Gemüse oder Nüssen immer etwas Vitamin C als Saft oder Obst auf, dann wird Kalzium gut resorbiert.

Zum Knochenaufbau brauchen Sie ebenso nötig Vitamin D, gehen Sie also mindestens 15 Minuten täglich ans helle Tageslicht. Eine bioaktive Vorstufe von Vitamin D ist im Heilpilz Maitake (Grifola frondosa) enthalten. Heilpilze liefern ein ganzes Spektrum an Vitalstoffen und sind (im Gegensatz zu künstlichem Vitamin D) auch in größeren Dosen harmlos. Der sicherste Schutz vor Osteoporose ist Bewegung und Belastung – je mehr Muskeln, umso stärkere Knochen. Bei Übergewicht und Übersäuerung dagegen entnimmt der Körper unseren Knochen und Zähnen Kalzium als Säurepuffer. Deshalb sind Entsäuerungsmaßnahmen und ausreichendes Trinken zum Ausscheiden des »Körperabfalls« so wichtig. Fasten ist immer ratsam (bei Erkrankungen unter ärztlicher Aufsicht). Nützlich ist eine Basenkur nach den Prinzipien von Peter Jentschura (siehe Anhang). Von Jentschura gibt es auch den ausgezeichneten, glutenfreien Frühstücksbrei »Morgenstund'«. Mit den genannten Mitteln und einer glutenfreien Diät können sich geschädigte Knochen mit der Zeit wieder aufbauen – dies sogar schneller als mit üblichen Medikamenten.[8]

Wie schon weiter oben gezeigt, stellt die Vermeidung aller schädlich wirkenden Nahrungsinhaltsstoffe – von Gluten, Kasein oder künstlichem Glutamat bis hin zu konzentriertem Fruktose-Glukosesirup – eine wichtige Säule der Therapie dar, wenn man Osteoporose ursächlich angehen will. Ihre wahren Ursachen sind nicht »unbekannt«, sondern werden nur von einer Medizin ignoriert, die alles mit teuren Pillen zu therapieren wünscht, wobei die Wahrheit gar nicht von Interesse ist.

Schizophrenie, Depression, Panik

Die junge Wissenschaft der Psycho-Neuro-Immunologie hat nicht nur festgestellt, dass alle Zellen unseres Körpers direkt mit dem Gehirn kommunizieren, sie konnte vor allem zeigen, wie seelische Prozesse mit dem Verdauungssystem gekoppelt sind (ausführlich lesen Sie darüber in meinem Buch *Padma 28*). Unser »Gehirn im Bauch« weiß genau, wie es uns

»da oben« geht und umgekehrt. Wissenschaftler fanden heraus, dass die Eingeweide ein exaktes Abbild des Gehirns liefern – der gesamte Aufbau bis hin zur Zelle ist identisch. Die Nahrung ist unser »Treibstoff«, aus dem der Organismus sich täglich neu aufbaut. Wie also sollte sich das, was wir essen, nicht auf unsere seelisch-geistige Verfassung auswirken? So wurde etwa in Strafanstalten beobachtet, dass eine Ernährung mit weniger Zucker, Fleisch und künstlichen Nahrungszusätzen (Glutamat!) das Gewaltpotenzial senkt.

Schizophrenie durch Gluten?

Zahlreiche Textquellen besagen, dass Personen mit Zöliakie ein vielfach erhöhtes Risiko für Schizophrenie tragen. Außerdem sind viele von ihnen von einer Kryptopyrrolurie (siehe dort) betroffen, d. h., sie leiden unter einem extremen Mangel an B-Vitaminen und Zink. Warum ignoriert die ärztlich-psychiatrische Praxis diese Tatsache? Selbst wenn – wie so oft – jede Therapie erfolglos bleibt, werden diätetische Maßnahmen nicht in Erwägung gezogen, die erforderlichen Tests unterbleiben. Kann es sein, dass die »Verwaltung« psychiatrisch Erkrankter eben doch lukrativer ist und leichter durch Medikamente geschieht als durch eine Diät?

Die Zusammenhänge zwischen bestimmten Nahrungsmitteln (oder Zusatzstoffen), Nährstoffmängeln und psychischen Störungen werden üblicherweise ignoriert und verharmlost – wie auch beim Krebsgeschehen. Bereits in meinem Buch über Angststörungen habe ich auf diese Tatsache hingewiesen, da in der Praxis viele Beispiele existieren, bei denen die Ursache schwerster Depressionen und Ängste in Empfindlichkeiten gegenüber bestimmten Lebensmitteln lag, darunter vor allem Milch, Weizen, Glutamat, aber auch Chlor (gechlortes Trinkwasser!). Bei einigen Schizophreniepatienten wurden erstaunliche Besserungen nach strengem Gluten- und Kaseinverzicht beobachtet.

Oft merken Betroffene schon an einer auffälligen Pulsbeschleunigung nach der Einnahme bestimmter Mahlzeiten, dass eine Unverträglichkeit besteht, häufig gepaart mit der Empfindlichkeit auf Histamin (siehe Seite 30 ff.). Mit der Zeit kommen weitere zentralnervöse Symptome hinzu, die schließlich irgendwann im ersten Panikanfall, einem neuen Schizophrenieschub, einer depressiven Phase oder extremer Erschöpfung, ja sogar in Selbstmordgedanken gipfeln. Auch schwere Aggressionen und grundlose Wutanfälle wurden beobachtet, was auf eine Leberbeteiligung (Fruktose-malabsorption?) hinweist. Bei Ängsten und Panik sind oft »schwache Nieren« im Spiel. Doch was bedeutet das?

Depressionen, Panikstörung, chronisches Müdigkeits-Syndrom

Depressionen können zum Auslöser schwerer Verdauungsstörungen werden, umgekehrt beeinflusst unsere Ernährung immer das seelische Befinden. Ein Darm, der Unverdauliches serviert bekommt, der sich ständig mit ungeeigneter Nahrung auseinandersetzen muss, meldet seine Verzweiflung auch ans Gehirn. Die Folge: Depressionen, unerklärliche Angstgefühle, Erschöpfung. Der bekannte Satz »Der Tod sitzt im Darm« hat in jeder Hinsicht seine Berechtigung; abgewandelt könnte er lauten: »Auch die Qual der Seele sitzt im Darm.« Die Depressionsneigung von Zöliakie-Betroffenen führt in der Praxis nicht selten zu falschen psychiatrischen Diagnosen und tragischer Fehlbehandlung.

Nach den Prinzipien der Traditionellen Chinesischen Medizin (TCM) sind Angst und Panikgefühle die Folge einer geschwächten Nierenenergie (unserer Lebensenergie schlechthin). Wie Experten meinen, kann zu viel Gluten die Nieren auf Dauer sogar substanziell schädigen. Bringt man hier westliches und östliches Wissen zur Deckung, bleibt nur ein logischer Schluss: Zu viel Gluten erschöpft und belastet über Jahrzehnte Leber und Bauchspeicheldrüse (Diabetes!), die Milz (ein wichtiger Teil unseres Immunsystems) und endlich die Nieren, was zu chronischen Leiden sowohl in körperlicher als auch seelischer Hinsicht führt. Geist und Seele haben immer ein »Standbein« auf Seiten der Ernährung, und so manches »Burn-out« hat seine Hauptursache gar nicht im psychischen Bereich, sondern vor allem in chronischer Fehlernährung. Beachten Sie dazu auch »Dem Darm auf die Sprünge helfen – mit Naturheilkunde« sowie die Bücher von Ulrike Zalokar und Flaws/Wolfe (im Anhang).

Autismus, Down-Syndrom, ADS/ADHS

Viele Kinder mit autistischer Wahrnehmung könnten – das ergeben weltweite Studien – durch eine gluten- und kaseinfreie Diät eine Verbesserung ihres Zustands erfahren. Ihr Verdauungssystem kann glutenhaltiges Getreide und Milch durch einen Enzymdefekt oft nicht richtig aufspalten. Verbliebene Peptidbruchstücke (Eiweißstoffe) gelangen in den Blutkreislauf und verschlimmern die Symptomatik. Gluten und Kasein haben, wie bereits oben erwähnt, im Gehirnstoffwechsel vieler Menschen eine opioide (suchtstoffähnliche) Wirkung, was sich daran zeigt, dass gerade nach Weizen- und Milchprodukten ein unstillbares Verlangen (»food craving«) besteht. Nach dem Genuss zeigen sich dann apathische Müdigkeit oder aber Schlaflosigkeit und Unruhe. Daher können auch Kinder mit Hyperaktivitäts- und Aufmerksamkeitsdefizit-Syndrom (ADHS/ADS) von einer solchen Diät profitieren. Starke »Entzugserscheinungen« sind möglich, weshalb Sie langsam beginnen sollten. Um Erfolg zu haben, darf aber am Ende wirklich keine Spur von Gluten und/oder Kasein mehr in der Nahrung enthalten sein. Auch die Kryptopyrrolurie (siehe unten) wird von informierten Therapeuten mit ADS/ADHS in Zusammenhang gebracht.

Kinder mit Down-Syndrom (Trisomie 21) leiden vermehrt an Zöliakie und müssen glutenfrei essen. Eine eventuell vorhandene Laktoseintoleranz kann sich dadurch bessern, die Empfindlichkeit auf den Eiweißstoff Kasein aber nicht. Bei Verdacht ist ein völliger Milchverzicht anzuraten, um festzustellen, ob es dem Kind damit besser geht. Manche Eltern berichten, dass auch epileptische Anfälle unter gluten- und kaseinfreier Diät zurückgehen. Zuverlässig beurteilen kann man die Wirkung nach etwa einem Jahr. In einigen Fällen ist es vielleicht nötig, auch Soja zu meiden, denn es ähnelt teilweise dem Kasein, ansonsten sind Soja-Produkte eine wertvolle Nährstoffquelle. Genaueres finden Sie in dem Buch von Susanne Strasser (siehe Anhang und Rezeptteil).

Unlängst vermeldete die Europäische Behörde für Lebensmittelsicherheit (EFSA) wieder einmal, künstliche Farbstoffe (E 102, E 104, E 110, E 122, E 124 und E 129) und Konservierungsmittel (z. B. Natriumbenzoat E 211) in Lebensmitteln hätten keine negativen Auswirkungen auf (Schul-)Kinder.[9] Sie können – wie immer in solchen Fällen – davon ausgehen, dass in diesem Gremium auch Vertreter der Herstellerfirmen der genannten Stoffe sitzen. Die Untersuchungen fallen dann regelmäßig harmlos aus bzw. halten fest, dass »ein Zusammenhang nicht nachweisbar« sei. Wir kennen diese Taktik aus der Mikrowellen- und Mobilfunkdiskussion, von der Fleisch- und Milchindustrie oder der Impflobby. Es gilt für fast alle diese »Studien« das Sprichwort: »Wes Brot ich ess', des Lied ich sing'…«

Kryptopyrrolurie – KPU/HPU

Das Beschwerdebild sowie die Bedeutung der Kryptopyrrolurie (KPU) sind nur wenigen Ärzten bekannt, kaum jemand weiß das Phänomen richtig zu deuten. KPU ist keine Krankheit, aber eine sehr problematische Stoffwechsellage, die für quälende Beschwerden sorgen kann. Entdeckt wurde sie um 1960 von Carl C. Pfeiffer, dem Gründer einer orthomolekularen Klinik in den USA. Er suchte bei Patienten mit Schizophrenie und schweren Depressionen nach Gemeinsamkeiten und fand sie im Harn: einen Komplex namens HPU bzw. den Stoff Kryptopyrrol, welcher B-Vitamine und Zink an sich bindet und dann »heimlich« (griech. »krypta« – im Verborgenen) über die Nieren ausgeschieden wird, wobei er diese wichtigen Stoffe dem Körper ständig entzieht. Bei psychiatrischen Erkrankungen, Allergien, Multipler Sklerose, Krebs sowie »hyperaktiven« Kindern fand Pfeiffer die Symptome einer KPU besonders häufig.

Ein Großteil der KPU-Betroffenen scheint keine spezifischen Gliadin-Antikörper bilden zu können und weist auch keinen Zottenschwund der Darmschleimhaut auf. Trotzdem besteht eine starke Empfindlichkeit gegen Gluten, die eine Diät erfordern würde, weil sonst Organschäden und psychische Störungen drohen. Besonders häufig kommt es zu einer Autoimmun-Thyreoiditis (Schilddrüsenentzündung). Magen-Darm-Beschwerden sind häufig, wobei über Mundgeruch, Blähungen, morgendliche Übelkeit und einen »Reizdarm« geklagt wird. Betroffene wählen oft eine vegetarische Ernährung, da sie tierisches Eiweiß sehr schlecht vertragen. Völlige Erschöpfung tritt schon nach geringer körperlicher oder geistiger Anstrengung ein.

Wie erkennen?

Spezifische Harntests weisen eine KPU nach. Neben den schon genannten Symptomen kommen Bindegewebsschwäche (Striae), Schwellungen um die Augen, weiße Flecken auf den Fingernägeln, häufige Ekzeme, Akne oder Schuppenflechte bei KPU gehäuft vor. Sehr auffällig ist meist eine Überstreckbarkeit des Daumens bis hin zum Unterarm, im späteren Leben die schmerzhafte Steifigkeit der Gelenke und Muskeln bzw. eine Fibromyalgie. Bei Frauen treten häufig Schwangerschaftsprobleme, Zyklusstörungen und Schilddrüsenunterfunktion auf. Psychische Symptome können von Gedächtnisstörungen bis zu Panikattacken, Alpträumen, Halluzinationen und Schizophrenie reichen. IgG-Antikörper sind gehäuft vorhanden und weisen auf verzögerte (Lebensmittel-)Allergien hin. Im Übrigen ist die Liste möglicher Beschwerden lang und deckt sich auffallend mit der Symptomatik einer »versteckten« Zöliakie/Sprue (siehe dazu auch das nächste Kapitel).

KPU und Vitamin D

KPU-Betroffene leiden häufig an einem Mangel an Vitamin D, weil die körpereigenen Aufbaufunktionen gestört sind. Vermutlich bewegen sich Betroffene auch zu wenig an der Sonne und an der frischen Luft. Ein Punkt kann die (unüberlegte) vegetarische Ernährung sein, da sich Vitamin D hauptsächlich in tierischen Produkten findet. Vitamin D hat im Körper jedoch umfassende Aufgaben, vom Knochenaufbau bis zum Schutz vor Autoimmunerkrankungen, daher können Vitamin-D-Gaben nötig sein. Wichtig ist: KPU-Betroffene reagieren äußerst empfindlich auf Medikamente. Es kann schon ein Viertel der Normaldosis genügen, sonst treten starke Nebenwirkungen auf. Diese gar nicht so seltene Erscheinung wird leider praktisch nie mit KPU in Verbindung gebracht. Betroffene werden nur als »überempfindlich« belächelt. Auch in Bezug auf Impfungen kann diese Stoffwechsellage fatal sein.

Wie behandeln?

Die KPU wird als Teil einer sogenannten Mitochondropathie gesehen, bei welcher die Energiegewinnung aus der Zelle gestört ist. Die Symptome der KPU sind durch geeignete Mikronährstoff-Präparate relativ leicht zu beheben. Informierte Therapeuten können Ihnen diese Präparate nennen. Zusätzlich wäre sicher eine gluten- und kaseinfreie Diät für den nachhaltigen Erfolg dringend nötig. Auch die Substanz CoEnzym Q10 dürfte bei einer KPU nützen, weil sie den Zellstoffwechsel stabilisiert.

Von Apthen bis Vitiligo

Es gibt zahlreiche Krankheitsbilder und Störungen, bei denen serologische Tests auf Zöliakie/Sprue bzw. das versuchsweise Einhalten einer gluten- und/oder kaseinfreien Diät überraschende Ergebnisse bringen können (es kann hier eine versteckte Zöliakie, aber genauso eine verzögerte Weizenallergie mitspielen):

- Atopisches Ekzem (Neurodermitis)
- Weißfleckenkrankheit (Vitiligo)
- Hauterkrankungen mit unklaren Befunden
- Starkes Untergewicht bei »normaler« Kost, aber auch Übergewicht durch fehlende Sättigung
- Schwere chronische Migräne, »grundlose« Dauerkopfschmerzen, Cluster-Kopfschmerz
- Chronischer Eisen- und Folsäuremangel, Perniziöse Anämie (Vitamin-B_{12}-Mangel, oft mit Zungenbrennen), Mangel an Vitamin D (oft wegen Kryptopyrrolurie – siehe dort)
- Kreisrunder, auffälliger Haarausfall
- Sehstörungen und Nachtblindheit
- Gesichtsnervenlähmung (Facialisparese)
- Grüner Star (Glaukom)
- Schmerzhafte Mundgeschwüre (Aphten)
- Schilddrüsenentzündung (Autoimmun-Thyreoiditis) und Schilddrüsenunterfunktion (oft wegen einer Kryptopyrrolurie – siehe dort)

- Globusgefühl im Hals, Engegefühl der Speiseröhre (Ösophagusspasmus)
- Chronische Ohrgeräusche (Tinnitus)
- Chronische Schlafstörungen mit Alpträumen (oft wegen Kryptopyrrolurie – siehe dort)
- Ödeme (Wassereinlagerungen im Gewebe), Gesichtsschwellung (Quincke-Ödem)
- Systemischer Lupus erythematodes (SLE – »Schmetterlingsflechte«)
- Hauteinblutungen (Pigmentpurpura)
- Chronisch erhöhter Blutdruck unbekannter Ursache (»essenzielle« Hypertonie) oder chronischer Blutniederdruck, beides oft gepaart mit Herzrhythmusstörungen
- Chronische Pulsbeschleunigung unbekannter Ursache
- Autoimmun-Hepatitis (Leberentzündung)
- Autoimmun-Schädigung der Nierenkörperchen (Glomerulonephritis)
- Chronischer Schnupfen (früher als »Brotschnupfen« bekannt)
- Chronische Bronchitis
- Chronisch-asthmatischer Husten (»cough variant asthma« – CVA)
- Chronische Nasennebenhöhlenentzündungen (Sinusitis)
- Häufige Mittelohrentzündungen (Otitis)
- Chronische Müdigkeit ohne organische Ursachen – »Burn-out«
- Ständige starke Blähungen (Meteorismus)
- Chronische Pilzbelastung des Magen-Darm-Traktes
- Unfruchtbarkeit (Infertilität) und wiederholte Fehlgeburten, starke Schwangerschaftsübelkeit, Depressionen nach der Geburt (postnatales Syndrom)
- Gebärmutter-Myome, Scheidenentzündung (Vaginitis), »Hormonstörungen«
- Hartnäckige Blasenentzündungen (chronisch rezidivierende Cystitis)
- Rheumatoide Arthritis, Fibromyalgie-Syndrom (»Weichteilrheuma«) und andere Erkrankungen des rheumatischen Formenkreises
- Muskelkrämpfe (Tetanien) und ständiger, grundloser Muskelkater
- Gangunsicherheit (»Schwankschwindel« = Ataxie), vor allem bei älteren Leuten
- Syndrom der unruhigen Beine (»restless legs«)
- Raynaud-Syndrom (»Kalte Finger und Zehen«-Syndrom)

• Sjögrensyndrom (»Krankheit der trockenen Schleimhäute«)
• Sarkoidose (Morbus Boeck)

und wohl noch einiges mehr …

Grundsätzlich kann jedes chronisch-entzündliche Geschehen durch eine Gluten- und/oder Kaseinbelastung verschlimmert bzw. aufrechterhalten werden, deshalb kommen so viele unterschiedliche Zustandsbilder in Frage. Um die genauen Zusammenhänge zu erkennen und diätetisch zu lösen, sind die Erkenntnisse der chinesischen Ernährungsmedizin sehr wertvoll (siehe »Was sonst noch hilft«).

Als weitere Beispiele werden Morbus Alzheimer, Morbus Parkinson, Multiple Sklerose (MS), Mukoviszidose (Cystische Fibrose) oder Psoriasis (Schuppenflechte) diskutiert. Bei genetischer Vorbelastung kann versäumtes Stillen und/oder eine zu frühe Glutenbelastung des unreifen Immunsystems bei Säuglingen letztlich zum Ausbruch der Psoriasis führen. Bei der »Alterskrankheit« Morbus Alzheimer, aber auch bei Morbus Parkinson zeigen sich identische Zellschäden im Darm und im Gehirn. Vorurteilsfrei betrachtet, wird hier leicht erkennbar, wie dem Gluten (besonders in Verbindung mit Kuhmilch) bei vielen chronischen Leiden und Autoimmunstörungen lebenslang eine verdächtige Hauptrolle zukommt. Auch ein mögliches Glykoproteinsyndrom (siehe oben) wäre zu berücksichtigen, wobei das fatale Zusammenspiel von Gluten, Kasein und Entzündungsstoffen einer Gesundung entgegensteht.

Mit einfachen Worten: Ausreichendes Stillen des Kindes, später eine möglichst frische, naturbelassene Kost ohne oder mit wenig tierischem Eiweiß ist noch immer das Sicherste, um die Gesundheit lange zu erhalten bzw. sie wiederzuerlangen. Konsumieren Sie bei Zöliakie/Sprue dennoch sehr viel Fleisch, Milch, Zucker und glutenfreie Fertigprodukte, scheint dies zwar akut nicht zu schaden, macht Sie aber auf Dauer kaum gesünder. Ähnliches gilt für unüberlegtes Vegetariertum (»Puddingvegetarier«), das eine Mitschuld am zweifelhaften Ruf dieser Ernährungsform trägt. Nicht der Verzicht auf Fleisch oder Milch macht krank, sondern was wir unserem Körper stattdessen zumuten bzw. was wir ihm vorenthalten.

Was Sie noch wissen sollten

Eiweiß- und Sojageschichten

Natürlich braucht unser Körper Eiweiß, um richtig zu funktionieren, doch wie viel und welches? Als ausreichend gilt eine tägliche Zufuhr von 0,7 g bis 1,5 g pro kg Körpergewicht, die meist bei weitem überschritten wird. Als besonders »hochwertig« gilt tierisches Eiweiß aus Fleisch, Milch und Eiern, doch ist pflanzliches Eiweiß tierischem völlig ebenbürtig, durch die Vielfalt an Inhaltsstoffen außerdem gesünder. Soja enthält alle acht lebensnotwendigen Eiweißstoffe (essenziellen Aminosäuren), die unser Körper selbst nicht bilden kann (die restlichen 14 erzeugt er aus der Nahrung). Alle Hülsenfrüchte, Kartoffeln, Getreide, Nüsse, Samen und Kerne sind ausgezeichnete Quellen, mit deren Kombination sich tierische Produkte aus vielen Gründen nicht messen können. Ein Beispiel: 250 g Tofu liefert so viel Eiweiß wie ein »mageres« Steak, hat fünfmal weniger Kalorien, enthält kein schädliches Cholesterin, keine Transfettsäuren und keine Wachstumshormone oder Gifte aus unbekannten Futtermitteln.

Der tatsächliche Eiweißbedarf des Menschen liegt wohl bei täglich etwa 25 g (Muttermilch enthält nur 2,8 Prozent Eiweiß, also sehr wenig), da der Körper es auch seinen Depots entnimmt. Höhere Angaben stammen aus der Trickkiste der Fleischlobby. Seit Jahrtausenden leben große Teile der Weltbevölkerung vegetarisch (d. h. ohne Fleisch, Fisch und Meeresfrüchte), wobei einige Naturvölker bei bester Gesundheit sogar mit 15 bis 20 g Eiweiß pro Tag auskommen. Kranke genesen schneller mit einer tiereiweißfreien Diät, die natürliche Lebenserwartung vegan lebender Menschen ist am höchsten. Pflanzen speichern Sonnenlicht, sind also lebendige Kost, während ein Stück Fleisch toter wohl nicht sein kann. Die bisher größte, weltweit durchgeführte Vegetarier-Studie mit 11 000 Personen bescheinigte diesen eine deutlich bessere Gesundheit (betreffend Blutwerte, Idealgewicht und Nierenfunktion) als durchschnittlichen Fleischessern. Ihre Krebssterblichkeit war um 40 Prozent geringer.[10] Fleisch ist kein großartiges »Stück Lebenskraft«, da es neben Hormonen und anderen Schadstoffen auch jede Menge Fett (fettarmes Fleisch gibt es de facto nicht) und dazu Substanzen enthält, die der menschliche Darm nicht nutzen kann. Für den »Muskelaufbau« braucht man Fleisch schon gar nicht – wie könnte sonst wohl ein Gorilla von Pflanzenkost überleben? Insgesamt grenzen die Warnungen vor Eiweißmangel in unseren Breiten an einen Wahn. Als würde tot umfallen, wer nur wenig Eiweiß isst – was sehr viele Kranke, etwa mit einer Phenylketonurie (PKU) oder Nierenproblemen, lebenslang tun müssen!

Gesundes Fleisch – ein Mythos

Der moderne Eiweißmythos stammt aus den 70er Jahren, als man glaubte, der Körper würde Eiweiß umgehend ausscheiden, also müsse man täglich viel davon zuführen. In Wahrheit atmet unser Körper auf, wenn die ständige Fett- und Eiweißüberfütterung aufhört, das merkt jeder, der tierisches Eiweiß stark einschränkt oder meidet. Jedoch ist es schwierig, sich objektiv zu informieren, denn die Wirtschaft trachtet laufend, diese Fakten durch »geförderte« Studien zu widerlegen. Dabei ist längst bekannt, dass praktisch alle Zivilisationskrankheiten durch tierisches Eiweiß und tierische Fette begünstigt werden.

Das Leiden, das für Nutztiere mit der Massenproduktion von Fleisch, Milch und Eiern verbunden ist, überträgt sich auf die Produkte und beeinflusst den Esser auch energetisch. Ein vor Angst zitterndes Tier im Schlachthof schüttet Stresshormone aus, die im Fleisch verbleiben. Lämmer und Kälber (Tierkinder!), die ihren Müttern entrissen und zum Schlachthof gekarrt werden, damit letztere für uns Milchseen produzieren, sollen »Gesundheit auf dem Teller« liefern? Unser zeitweise aufflammendes »Mitleid« mit gequälten Nutztieren offenbart eine seltsame Doppelmoral. Gerade aktuell ist gut zu beobachten, wie man mit Werbung und bezahlten »Studien« versucht, den steigenden Trend zum Vegetarismus aufzuhalten – etwa durch die Behauptungen, tierisches Eiweiß helfe beim Abnehmen und mache Kinder »klüger« oder Soja sei gesundheitsschädlich. Hier zählt nicht das Wohl von Mensch, Tier oder Umwelt, sondern einzig der Profit!

Soja ist wertvoll

Fleisch enthält ca. 21 Prozent Eiweiß, die Sojabohne 36 Prozent. Im Tierversuch sterben mit tierischem Eiweiß gefütterte Ratten viel früher als solche, die nur pflanzliches Eiweiß erhalten. Manchmal treten gegen Sojaprodukte Allergien auf, was an der Verarbeitung liegen kann. Sojabohnen sollten geschält verwendet, Keime aus Sojabohnen nie roh gegessen werden. Soja enthält östrogenartige, pflanzliche Stoffe (Isoflavone, fälschlich als »Hormone« bezeichnet), die selbstverständlich nicht schädlich sind. Anders verhält es sich wohl mit hochdosierten Isoflavon-Präparaten, was nur beweist, wie unsinnig das Herausfiltern einzelner Wirkstoffe aus Pflanzen ist. Der Milchindustrie kommen diese Meldungen natürlich sehr gelegen. Lassen Sie sich nicht davon verunsichern. Soja aus kontrolliertem Anbau ist ein wertvolles Nahrungsmittel. Wäre es anders, hätten wohl Millionen Asiaten längst aufgehört, Sojaprodukte zu essen. Im Gegenteil weiß man dort aber, wie gesund und lebensverlängernd eine pflanzliche Ernährung auf der Basis von Sojaprodukten und Meeresalgen ist. Texturiertes »Sojafleisch« (TVP-Soja) stellt allerdings kein gesundes Lebensmittel mehr dar, sondern ist ein stark verarbeitetes Kunstprodukt.

Andere Unverträglichkeiten

Häufig kommt es vor, dass Zöliakie/Sprue-Betroffene trotz Einhalten einer glutenfreien Diät weiter an diversen Beschwerden leiden. Durch das Phänomen des »Leaky gut« (siehe dort) haben diese Personen eine hohe Wahrscheinlichkeit, im Laufe ihres Lebens zu Multiallergikern zu werden. Wird eine Zöliakie/Sprue nicht erkannt bzw. keine Diät gehalten, ist diese Gefahr besonders hoch. Neben den bekannten Allergien gegen Milch oder Weizen gibt es auch weniger beachtete Unverträglichkeiten, die man kennen sollte, weil auch sie dem Körper schwer zu schaffen machen.

Ei-Allergie

Eier von artgerecht gehaltenen Hühnern gelten als relativ gesundes Nahrungsmittel, dennoch sind Ei-Allergien jeder Abstufung sowohl bei Kindern als auch unter Erwachsenen nicht selten. Die meisten Allergene befinden sich im Eiweiß; einige werden durch Erhitzen zerstört, die beiden häufigsten Allergene, Ovomukoid und Ovalbumin, sind jedoch hitzebeständig. »Schwache« Ei-Allergiker vertragen oft gekochte Eier und verarbeitete Produkte (Kuchen, Eiernudeln). Andere Betroffene reagieren schon auf geringste Dosen sehr heftig, bis hin zum anaphylaktischen Schock. Oft besteht gleichzeitig eine Allergie auf Hühner- und Putenfleisch, ja sogar Vogelfedern (Kreuzallergie). Denken Sie als Allergiker immer an die versteckten Ei-Anteile in Nahrungsmitteln und vielen Impfstoffen (FSME, Grippe …). Knochensuppe, Aspik oder Wein kann mit Eiweiß geklärt worden sein! Hinweise zu Ei-Ersatzprodukten und zum Kochen ohne Ei finden Sie im Rezeptteil.

Wer Eier mag und verträgt, kann seinen Eiweißbedarf natürlich ab und zu mit frischer Bio-Ware aus Hühner-Freilandhaltung decken, doch sind Eier für eine bewusste Ernährung weder notwendig noch in großen Mengen gesund. Sie sind vielmehr ein perfekter Wirt für Salmonellen, welche die meisten Lebensmittelvergiftungen verursachen.

Allergie gegen Fisch und Meeresfrüchte

Fisch wird ebenfalls als hochwertiges Eiweiß gehandelt, doch ist Fischprotein (meist Parvalbumin) auch ein starkes, hitzebeständiges Allergen, ebenso Tropomyosin in Krebstieren. Bereits Spuren in Kochdampf oder Fleisch von Geflügel, das mit Fischmehl gefüttert wurde, können Reaktionen auslösen. Dasselbe gilt für »Surimi«, ein Kunstprodukt aus minderwertigem Mintai-Fisch oder Leuchtkrebsen, welches aromatisiert in Fleischwaren (Hot Dogs etc.), auf mancher Tiefkühlpizza oder als »Hummerchips« echte Ware ersetzt. Fischprotein kann in Würzsaucen, Senf oder Billigmargarine enthalten sein. Fischölkapseln, Kaviar, Anchovis oder Lachsersatz sind ebenso zu meiden. Den Konsum von Seefisch einzuschränken oder ganz darauf zu verzichten, ist schon wegen des weltweit drohenden Untergangs der Fischbestände ein Gebot der Stunde. Wir Konsumenten im »Schlaraffenland« Mitteleuropa können uns dies leisten.

Die hochgelobten Omega-3-Fettsäuren finden sich auch in nativen Pflanzenölen, Nüssen und Samen oder Quasigetreide (Amaranth, Quinoa). Als natürliche Jodquelle dienen Meeresalgen oder die Pflanze Salicornia (erhältlich als Pulver von der Firma Pandalis – siehe Anhang). Ein echter Jodmangel ist heute selten, vielmehr richtet die Zwangsjodierung durch künstliches Jodsalz Schaden an. Gerade bei Kindern und älteren Menschen kann sie zu Schilddrüsen- und Blutdruckproblemen führen. Jod spielt auch bei Morbus Duhring eine negative Rolle (siehe dort). Für künstliche Fluoride gilt dasselbe – sie hätten in keiner Zahncreme etwas verloren, sondern gefährden die Gesundheit.

Sojaallergie

Die Sojaallergie kann als Kreuzallergie auf Birkenpollen entstehen, in der Praxis findet man aber nur wenige Fälle. Verantwortlich ist meist das Sojaprotein Gly m 4; oft steckt auch eine Unverträglichkeit auf Nickel dahinter (siehe unten). Häufiger treten Sojaallergien als Inhalationsallergien bei Bäckern auf. Manche Betroffenen vertragen keine (ungeschälten?) Sojabohnen oder Sojamehl, wohl aber Tofu-Produkte. Das allergene Potenzial sinkt durch hohes Erhitzen, z. B. scharfes Braten, wie in der asiatischen Küche üblich. Soja kommt in vielen verarbeiteten Produkten vor, meist als Mehl oder Sojalezithin (E 322). Das muss seit 2005 auf der Verpackung stehen. Verstecktes Sojaeiweiß kann sich hinter Ausdrücken wie Aroma, Lezithin, Back- oder Bindemittel, Emulgator, Stabilisator, pflanzliches Protein, Gewürzmischung, Milchersatz oder Leguminosen (-mehl) verbergen. Auch Okara (Sojakleie), Miso oder Tempeh (fermentierter Tofu) sind Sojaprodukte (siehe Rezeptteil), Margarine oder Marzipan kann Soja enthalten. Wenig bekannt ist, dass sich darüber hinaus in Narkosemitteln, Impfungen, Antibiotika oder Psychopharmaka Soja(-öl) befinden kann.

Verzichtet man nicht nur auf Milch, sondern auch auf Sojaprodukte, muss die Kost sehr überlegt zusammengestellt werden. Doch selbst dann brauchen Sie nicht unbedingt Eier, Fleisch oder Fisch. Lassen Sie sich im Zweifel von einer entsprechend ausgebildeten Fachkraft helfen. Es gibt immer Alternativen. Zum Beispiel sind erlaubte Getreide, Gemüse und Kartoffeln, in Verbindung mit Hülsenfrüchten (Kichererbsen, Linsen, Bohnen), Nüssen und Samen, eine ideale Proteinkombination, die ausreichend Eiweiß liefert. Die mexikanische, die afrikanische und die indische Küche hält dazu eine Menge köstlicher Rezepte bereit.

Es scheint, als wäre die Wahrscheinlichkeit einer Sojaunverträglichkeit bei Kindern mit autistischer Wahrnehmung, Down-Syndrom oder ADS/ADHS erhöht, denn Soja enthält auch Eiweißstoffe (Peptide), die dem Milchkasein ähnlich sind, welches diesen Kindern häufig schadet. Klären Sie das ab, wenn Sie ein Kind mit besonderen Bedürfnissen haben. Im Buch von Susanne Strasser (siehe Anhang) finden Sie mehr über diese Problematik.

Nussallergien

Allergien auf Erdnüsse (die eigentlich gar keine Nüsse, sondern Hülsenfrüchte sind) können hochgefährlich werden, das hat sich herumgesprochen. Hier ist besonders auf Fertigprodukte (Erdnussöl zur Fettanreicherung, E 471), Schokolade, Nougat, Schaumwaren, Süßigkeiten, Liköre, aber auch Badeöle zu achten, außerdem enthalten die Gerichte und Zutaten der asiatischen oder afrikanischen Küche oft Erdnüsse. Bei uns sind Haselnuss- oder Walnuss-Kreuzallergien (Hasel-, Birkenpollen) verbreitet. Cashews, Pekan- und Paranüsse werden besser vertragen. Eine Unverträglichkeit von Samen (Sesam, Sonnenblumenkerne, Leinsamen, Mohn) ist eher selten, auf süße (geschälte) Mandeln noch seltener. Hanfsamen, Kürbiskerne und Kokosnuss sind ausgezeichnet verträglich, sie können in fast allen Gerichten Nüsse ersetzen. Natürlich sollten Allergiker die entsprechende Pflanzenmilch und native Öle meiden (jedenfalls aber Erdnussöl, das auch in Margarine vorkommt). Raffinierte Öle gelten zwar als sicher, doch sind sie von minderer Qualität.

Nickelallergie

Kontaktallergien auf Nickel (in Knöpfen, Gürtelschnallen, Mode-schmuck, 1- und 2-Euro-Münzen) werden zu den Pseudoallergien gerech-net. Doch auch Nickelsalze aus der Nahrung können quasi-allergische Symptome auslösen, was rund 6 Millionen Menschen in Deutschland be-treffen soll. Die Beschwerden reichen von Magen-Darm-Störungen über Migräne bis zu Depressionen. Auch innere Hitze (ohne Fieber), Herzra-sen, Zungenbrennen, Gehörgangsekzeme oder grundloser Haarausfall können auf eine Nickelallergie hindeuten. Meiden Sie älteres Kochge-schirr und Besteck aus Chrom-Nickel-Stahl, Tauchsieder oder Geräte, wo nickelhaltige Metallstäbe das Wasser erhitzen (einige Kaffeemaschinen). Beim Kochen lösen Oxalsäure (in Rhabarber oder Spinat) bzw. Zitronen-säure Nickel aus dem Geschirr.

Zu den Lebensmitteln, die am meisten Nickel anreichern können, zählen leider Nüsse (Pekan, Cashew), Sojabohnen und andere Hülsen-früchte (daher auf Bio-Qualität achten). Eine vermutete Sojaallergie könnte auch eine Reaktion auf Nickel sein. Bevorzugen Sie folglich geschälte Sojabohnen bzw. Produkte daraus. Auch in Schwarztee, Kakao und Schokolade kann sich viel Nickel befinden, ebenso in Haferflocken oder Buchweizen. Leitungswasser sollten Sie aus verschiedenen Gründen eine Weile laufen lassen, bevor sie es trinken – gießen Sie zuvor die Blu-men mit dem aufgefangenen Wasser. Glutenhaltiges Vollkorn kann stark nickelhaltig sein, allerdings müssen Zöliakie/Sprue-Betroffene dieses ohnehin meiden. Auch Seefisch und Muscheln sind »Nickellager«, die man als Vegetarier gut umgeht. Raucher sollten wissen, dass Tabak Ni-ckel enthält, wovon mindestens 20 Prozent in den Rauch übergehen – schon deshalb auch ein deutliches Nein zum Passivrauchen!

Latexallergie

Was harmlos aussieht, kann sehr gefährlich werden, bis hin zum Schock: die Allergie auf Naturlatex. Sie betrifft als Kontaktallergie meist Perso-nen, die mit gepuderten Latexhandschuhen und dgl. arbeiten (z.B. Kran-kenhauspersonal, Raumpfleger). Latexproteine geraten häufig in die

Atemwege und auf die Schleimhaut (auch durch Schnuller, Kondome, Pflaster, Luftballone oder Masken). Gegen Pflanzen und Früchte, die latexähnliche Milch enthalten, kann es dann zu schweren Kreuzallergien kommen (z.B. gegen Löwenzahn, Spargel, Salat, Bananen und andere Südfrüchte oder rohe Kartoffeln). Diese Proteine werden durch Erhitzen zerstört, kochen schützt daher. Viele Latexhandschuhe enthalten auch noch Kasein. Seien Sie vorsichtig, wenn ein Verdacht auf diese Empfindlichkeit besteht.

Sulfitallergie

Sulfite (Schwefeldioxid und Verbindungen, E 220–228) dienen bei uns immer noch als Konservierungsstoff für viele Trockenfrüchte und verarbeitete Produkte (Aufschrift »geschwefelt«, »Sulfat« etc.). Sie können jedoch zu Reaktionen führen, die denen einer Histaminintoleranz (siehe dort) ähneln. Schwefelverbindungen müssen seit 2005 auf Produktverpackungen genannt werden. Häufig finden sich Sulfite in Kartoffelerzeugnissen (Fertigpüree, Pommes frites, Chips etc.), Weißwein und Weinessig, eingelegtem Gemüse, aber auch in einigen Medikamenten. Sulfite wirken schädlich auf Blutbild und Nervensystem. In den USA sind sie längst verboten.

Hefeallergie

Im Zusammenhang mit Glutenintoleranz und Getreideallergien spielt auch die Empfindlichkeit auf Hefe eine immer stärkere Rolle. Liegen gleichzeitig andere Darmprobleme, vor allem eine Pilzbelastung, vor, sind Hefe und Weinstein (in Backpulver) streng zu meiden. Das gilt sowohl für Brot, Gebäck und Hefespeisen als auch für Nährhefe, Bierhefepulver, Extrakte, diverse Gärprodukte und Nahrungsergänzungen mit Hefe. Für Brote gibt es gluten- und hefefreies Backferment bzw. glutenfreien Sauerteig. Hinter einer vermeintlichen Hefeallergie kann auch eine Histaminintoleranz stecken (siehe dort).

Salicylatempfindlichkeit

Eine Pseudoallergie auf natürliche Salicylate in Lebensmitteln kann mit einer Empfindlichkeit auf Acetylsalicylsäure (ASS, insbesondere in Aspirin) einhergehen. ASS ist ein Wirkstoff, der das histaminabbauende Enzym DAO stört und die Histamintoleranz (siehe dort) fördert. Bei einer solchen Empfindlichkeit sollten auch Lebensmittel gemieden werden, die viel natürliche Salicylsäure enthalten (Weidenrindentee, grüne Oliven, Endivie, Datteln, Rosinen oder rote Johannisbeeren). Vegetarier und Veganer nehmen mehr natürliche Salicylate auf, was sich aber nicht negativ auszuwirken scheint. Fertiggerichte enthalten meist große Mengen an Salicylaten.

Bestimmt fragen Sie sich nach dieser (längst nicht erschöpfenden) Aufzählung, wie Sie bloß auf alle Empfindlichkeiten achten sollen. Aus genau diesem Grund sind IgG-Bluttests angebracht, die im Zweifel Klarheit darüber bringen, welche Nahrungsmittel für Sie kritisch sind (Anbieteradressen siehe Anhang). Wenn Sie dazu eventuelle Intoleranzen abklären, wird der Erfolg sich mit einer entsprechenden Auslass- und/oder Rotationsdiät bestimmt einstellen.

Morbus Crohn und Colitis ulcerosa

Eine Gewichtsabnahme, die sich bei Zöliakie/Sprue oft einstellt, kann auch andere Gründe haben, nämlich eine chronisch-entzündliche Darmerkrankung (CED). In Deutschland leiden über 300 000 Menschen an Morbus Crohn oder Colitis ulcerosa. Beide Formen können sich durch blutig-schleimige Durchfälle, Schwellungen und Schmerzen (auch der Gelenke), Hautprobleme, chronische Müdigkeit und Gewichtsverlust bemerkbar machen. Erst wird die Darmwand mit Entzündungszellen besiedelt, dann bilden sich Geschwüre.

Morbus Crohn kann sich über den gesamten Darm ausbreiten und sogar die Bauchspeicheldrüse angreifen, Colitis ulcerosa betrifft nur den Dickdarm. Zwei bis acht Jahre vergehen im Durchschnitt, bis eine CED richtig erkannt wird. Oft forschen Ärzte bei negativen oder unklaren Zöliakietests nicht weiter, sondern wählen die Verlegenheitsdiagnose

»Reizdarm« (siehe unten), obwohl eigentlich eine CED vorliegt. Je später aber die Diagnose erfolgt, umso schlechter sind die Aussichten auf Besserung. Das Risiko von Dickdarmkrebs ist bei einer CED um das 10fache erhöht. Oft bestehen chronische Abszesse und Darmfisteln (durchbrechende Verbindungsgänge), was die Entfernung ganzer Darmabschnitte nötig machen kann, bis hin zum Setzen eines künstlichen Darmausganges. Eine CED kann bereits im Kindesalter ausbrechen, am häufigsten tritt sie jedoch zwischen dem 15. und dem 40. Lebensjahr auf. Einen ersten Hinweis auf eine CED kann die Messung der PNM-Elastase im Stuhl liefern – eines Enzyms, das die Immunzellen im Darm bei Entzündungen vermehrt freisetzen.

Folge einer Allergie?

Schon in den 90er Jahren bestand die Vermutung, Morbus Crohn könnte schlicht die Folge einer lange bestehenden Allergie bzw. Unverträglichkeit von bestimmten Nahrungsmitteln und deren Bestandteilen sein. Zucker, Weißmehl, Margarine, Konservierungsstoffe (Glutamat!) oder »spezielle Eiweißverbindungen« standen im Verdacht. Kanadische Studien zeigten, dass die meisten Crohn-Patienten als Babys nicht gestillt worden waren, also nur Kuhmilchnahrung und wahrscheinlich auch schon früh Weizenprodukte bekamen. Möglicherweise ist eine CED daher nichts anderes als die Folge einer unerkannten (verzögerten) Getreide- und/oder Milchallergie. Suchdiäten, bei denen man verdächtige Nahrungsmittel längere Zeit meidet, führen oft zu diesem Ergebnis, ebenso kann ein Bluttest auf IgG-Antikörper Hinweise liefern. Eine erhöhte Durchlässigkeit der Darmschleimhaut (»Leaky gut«) wird auch bei der CED beobachtet, und nicht umsonst sprechen manche Experten von »Darmasthma«. Andere halten Morbus Crohn für eine Ausprägung des Glykoproteinsyndroms (siehe oben).

Die Behandlung einer CED erfolgt mit Medikamenten wie Aminosalicylaten, Kortisonpräparaten, in sehr schweren Fällen durch Unterdrückung des Immunsystems, was als Notlösung zu werten ist. Wenn »offiziell« weder eine Zöliakie noch eine Nahrungsmittelallergie gefunden wird, sollte man trotzdem an zeitverzögerte Allergien denken und den

Wert einer gluten- und/oder milchfreien Diät nicht unterschätzen. Der Darm kann mit naturheilkundlichen Mitteln unterstützt werden (siehe unten). Vor allem das tibetische Präparat Padma 28 und Heilpilze entfalten eine sanfte immunmodulierende Wirkung, wobei sowohl die Entzündung als auch die Autoimmunstörung günstig beeinflusst werden (siehe »Dem Darm auf die Sprünge helfen – mit Naturheilkunde«).

Reizdarm – die Verlegenheitsdiagnose

In den überwiegenden Fällen lässt sich bei Darmproblemen ohne organische Ursache (»gastrointestinalen Motilitätsstörungen«) irgendeine Nahrungsmittelallergie oder Intoleranz feststellen. Werden verzögerte Nahrungsmittelallergien von der Medizin nicht zur Kenntnis genommen, können erhöhte IgG-Antikörper-Werte im Blut auch hier Anhaltspunkte liefern (siehe Anhang). Eine geeignete Diät bringt dann die ersehnte Besserung. In den übrigen Fällen müssen ein bösartiges Geschehen und eine Zöliakie/Sprue ebenso ausgeschlossen werden wie eine Divertikulitis, bei welcher sich die Darmwand säckchenartig ausstülpt, wodurch es zu bedrohlichen Komplikationen mit Fieber und sehr heftigen Bauchschmerzen kommen kann. Erst wenn auch keine entzündliche Darmerkrankung wie Morbus Crohn oder Colitis ulcerosa vorliegt, kann von einem »Reizdarm« (Colon irritabile) gesprochen werden.

Die Betroffenen – in der Mehrzahl Frauen – leiden keineswegs unter eingebildeten Beschwerden. Charakteristisch für den Reizdarm ist ein Wechsel zwischen Durchfall und Verstopfung, außerdem Übelkeit, Aufstoßen, Kopfschmerzen, Blähungen, quälende Bauchschmerzen ohne fassbare Ursache. Stress wirkt immer negativ. Sind Darmpilze (Candida albicans etc.) vorhanden, hat es wenig Sinn, diese massiv zu bekämpfen, sondern das Immunsystem muss lernen, sie in Schach zu halten, indem man es stärkt und harmonisiert. Selbst ein chronischer Reizdarm führt der Erfahrung nach nicht zu Krebs oder entzündlichen Darmkrankheiten. Er ist zwar schmerzhaft und lästig, aber ungefährlich. Unter dem Gesichtspunkt einer »versteckten« Zöliakie oder Allergie könnte sich das allerdings relativieren.

Wirklich alles psychisch?

Die Diagnose »psychisch bedingt« stimmt beim Reizdarm nur insofern, als unser »Bauch« eine wichtige Rolle für die seelische Gesundheit spielt und auf jede psychische Belastung reagiert. Noch wichtiger aber: er ist zugleich Teil unseres Immunsystems. Fast immer liegen auch beim Reizdarm mikroskopisch kleine, chronische Entzündungen vor. Sie werden jedoch nicht beachtet, sondern unter die »unspezifischen abdominalen Beschwerden« eingeordnet. Etwa 15 bis 20 Prozent der Bevölkerung sehen sich irgendwann mit der Diagnose »Reizdarm« konfrontiert, die einen Anhaltspunkt für die Behandlung liefern soll. Diese erfolgt meist mit krampflösenden Substanzen oder Psychopharmaka. Theoretisch kann ein Reizdarm (ebenso wie eine CED) auch gleichzeitig mit Zöliakie/Sprue vorliegen, vor allem bei psychischer Belastung. Gute Erfolge lassen sich hier mit speziellen Hypnose-Behandlungen und Akupunktur erreichen.

Eine Stufe höher ...

Es gibt auch den »Reizmagen«, wobei sich die Probleme nur eine Etage höher abspielen. Organische Befunde fehlen auch in diesem Fall. Früher hieß einfach alles, was hier schwer einzuordnen war, »Gastritis«; heute spricht man von »funktioneller Dyspepsie«. Manchmal liegt ein Zwerchfellbruch (Hiatushernie) und damit Rückfluss der Magensäure in die Speiseröhre vor, was quälendes Sodbrennen verursacht. Weil der Magen über den Vagusnerv direkt mit dem Gehirn verbunden ist, liegen auch Ärger, Kummer und Stress »schwer im Magen«. Häufig wird bei einer Magenspiegelung das (angeblich) gefährliche Bakterium Heliobacter pylori entdeckt. Es soll die Histaminausschüttung fördern. Behandelt wird dann mit Antibiotika und sogenannten Protonenpumpenhemmern gegen die Säurebildung. Wie sinnvoll das ist, bleibt offen, weil diese Therapien nicht immer helfen. Dagegen hat die Naturheilkunde einiges anzubieten.

Eucarbon, Zedernüsse und Tibetkräuter

Manche Heilmittel bewähren sich wirklich über Jahrzehnte, wie das österreichische Präparat Eucarbon. Schon vor 40 Jahren hatten wir es immer im Haus. Neueste Studien belegen, dass diese natürliche Rezeptur aus medizinischer Kohle, Sennesblättern und Medizinalrhabarber beim Reizdarm sehr gut verträglich ist. Es wirkt je nach Dosierung sowohl gegen Verstopfung und Blähungen als auch bei Durchfall, ist also ein echtes Verdauungsregulans. Seit nunmehr 100 Jahren hat sich diese Rezeptur bewährt. Apotheken beraten über die Anwendung.

Der Genuss von Samen (»Zedernüssen«) und Öl der sibirischen »Zeder« (eigentlich Zirbelkiefer – Pinus sibirica) senkt nicht nur den Cholesterinspiegel, sondern schützt auch die Magen- und Darmschleimhaut.[11] Zedernüsse und Zedernussöl – so erkannte man in Russland und Japan – wirken dank der darin enthaltenen Linol- und Linolensäure sowie Pinolensäure der Verklumpungsneigung des Blutes (Thrombozyten-Aggregation) entgegen. Dies ist wertvoll in der Bekämpfung des metabolischen Syndroms (siehe unten). Zedernöl besserte in einer Untersuchung Gastritis und Völlegefühl sowie chronisch entzündliche Lebererkrankungen, aber auch chronische Müdigkeit und Schlafstörungen.[12]

Empfohlen wird als Nahrungsergänzung die Einnahme von 3 g Zedernöl täglich (3-mal 1 TL) über mindestens 3 bis 6 Monate.

Über das tibetische Naturheilmittel Padma 28 lesen Sie unten im Abschnitt Naturheilkunde mehr. Padma Lax und Padma Nervotonin sind gerade bei Reizdarm und Reizmagen wirksame Hilfen. Auch Mykotherapie (Heilpilze) oder »Original Indian Essence« sind beim Reizdarmsyndrom sehr hilfreich. Ein gesunder Ballaststoff für den irritierten Darm ist Flohsamen – siehe ebenfalls weiter unten (»Hildegard-Medizin«) und im Rezeptteil.

Metabolisches Syndrom

Das metabolische Syndrom bezeichnet eine Stoffwechsellage mit bauchbetontem Übergewicht, erhöhten Blutzucker- und Blutfettwerten (Triglyzeride, LDL-Cholesterin) sowie Bluthochdruck. Aufgrund von Blähungen und Fehlernährung können auch starke Magen-Darm-Beschwerden bestehen. Absehbare Folge sind Diabetes und Gefäßschäden (Arteriosklerose), die wiederum als Vorboten von Herzinfarkt und Schlaganfall gelten. Häufig leiden die Betroffenen auch an einer Schlafapnoe (nächtlichen Atemstillständen), und immer besteht ein starker Vitalstoffmangel. Es fehlen vor allem B-Vitamine und Folsäure. Heute weiß man, dass auch eine Fettleber Teil des metabolischen Syndroms und daher sehr ernst zu nehmen ist.

Die Fettleber tritt häufig zusammen mit einer Fruktosemalabsorption (FMA) auf. Die Gründe für das häufige »NASH-Syndrom« (non-alcoholic Steatohepatitis – Fettleberentzündung) werden derzeit heftig diskutiert. Alkoholgenuss, Rauchen und Stress in Zusammenhang mit einer FMA bergen offenbar ein großes Risiko für Leberschäden. Ein hoher Fruktosekonsum (z. B. durch Diabetikernahrungsmittel oder Fruktose-Glukose-Sirup) hängt eng mit Insulinresistenz, Bluthochdruck und hohen Triglyzeridwerten zusammen. Der in Limonaden und vielen anderen Produkten enthaltene Maissirup »High Fructose Corn Syrup« (HFCS) mit bis zu 90 Prozent Fruktose bildet in Amerika einen Hauptgrund für Übergewicht, Diabetes und sogar für Gichtanfälle bei Männern. Sie scheinen meist empfindlich auf große Fruktosemengen (auch solche aus Obst) zu reagieren.

Selbst wenn sich der Verdacht auf Allergien oder Zöliakie nicht bestätigt, ist eine gluten- oder zumindest weizenfreie Kost mit weniger tierischem, dafür mehr pflanzlichem Eiweiß beim metabolischen Syndrom hilfreich. Milchprodukte sind stark einzuschränken oder gänzlich zu meiden. Folsäure und andere B-Vitamine sollten auf lange Sicht durch Gemüse, Nüsse und Samen sowie natürliche Ergänzungen wie Heilpilze und erlaubte Getreidesorten zugeführt werden. Folsäure hilft auch dabei, die immer vorhandene, starke Übersäuerung des Körpers abzubauen, die oft die Ursache für einen Herzinfarkt oder Schlaganfall ist. Dazu sei bemerkt, dass 1961 das amerikanische Ärztejournal noch schrieb: »90 bis 97 Prozent der Herzkrankheiten könnten durch eine fleischlose Kost vermieden werden.«[13] Sehr positiv spricht das metabolische Syndrom auf tibetische Kräuterpräparate an (siehe »Tibetische Medizin«).

Mikrowellen, Gentechnik, Impfungen

In meinem »Milchbuch« habe ich neben den Gefahren der Gentechnik bereits erklärt, weshalb die Mikrowelle alles andere als harmlos oder gar gesund ist. Nahrungsmittel werden dadurch strukturell verändert und entwertet. Ausschließliche Mikrowellenkost führt im (äußerst grausamen) Tierversuch stets zu Tod und Siechtum. Sie fördert zweifellos das Ansteigen von Lebensmittelallergien und Krebs, denn der Körper wehrt sich gegen dieses biologisch tote Nahrungsmaterial. Die Strahlung von Mikrowelle und Mobilfunk ist identisch. Verzichten Sie auf dieses unnütze »Kochen mit dem Handy« – Mikrowellen sind Kriegstechnologie!

Der uferlose Gebrauch von Handys und schnurlosen DECT-Telefonen versetzt den Organismus in Dauerstress und führt zum Zusammenklumpen der roten Blutkörperchen (»Geldrollenbildung«). Das Fürstentum Liechtenstein hat sogar einen (massiv boykottierten) Film über die Gesundheitsgefahren des Mobilfunks produziert, um seine Bürger aufzuklären *(Die Glocken von Sankt Mamerta* – siehe Anhang). Man kennt längst die Wahrheit, doch das Leugnen geht munter weiter – zu viel steht für die Mobilfunkindustrie auf dem Spiel. Ärztegremien in ganz Europa warnen bereits, man schenkt ihnen aber wenig Gehör. Dabei gibt es längst verträglichere Alternativen, doch sie werden verschwiegen oder bleiben in der Schublade (zu teuer). Auch Elektrosmog kann den Körper schwer belasten und durch die Schwächung des Immunsystems zur Entstehung von Allergien beitragen. Fast jeder »Experte«, der diese Fakten bestreitet, verdient in irgendeiner Form an Elektrizität oder Mobilfunk – unzählige Versuchsreihen weisen die Schädlichkeit nach.

Was alles in unseren Körper gelangt ...

Auf gentechnisch veränderte Nahrungsmittel reagieren wir empfindlich, zu viel ist darüber bekannt. Bei Mais, Reis und Sojaprodukten sollten Sie aufpassen und nur geprüfte Qualität (keine GVO = non-GMO) kaufen. Was aber, wenn man uns Gentechnik heimlich unterjubelt, wie im Falle von Impfungen? Sie sind nicht nur durch das enthaltene Fremdeiweiß und giftige Konservierungsstoffe (Quecksilber, Formaldehyd, Aluminium etc.) problematisch, sondern stehen längst im Verdacht, den Ausbruch diverser Erkrankungen wie Neurodermitis, Multipler Sklerose, Epilepsie oder Morbus Alzheimer zu fördern. Allergien sind keine Ausnahme. Zum Vergleich: Die Erkrankungsraten ungeimpfter Kinder im Gegensatz zu geimpften Kindern betrugen laut einer Anwendungsbeobachtung bei Allergien 2,9 % zu 25 %, bei Neurodermitis 4 % zu 10–20 %, beim Hyperaktivitätssyndrom 1,3 % zu 10 % und bei Asthma sogar 0 % im Gegensatz zu 8–12 % unter geimpften Kindern.[14]

Führt das nicht zur Überlegung, welche Nachteile man hier mit einem angeblichen Vorteil erkauft, dessen Nutzen immer fraglicher wird? Weltweit mehren sich die Berichte über schwere Impfschäden, besonders seit gentechnische Komponenten enthalten sind, die zu bleibenden Erbgutveränderungen führen können. Nicht nur genmanipulierte Nahrung ist gefährlich, solche Impfungen sind es noch viel mehr. Die Entscheidung, ob Sie sich oder Ihr Kind mit etwaigen Folgen impfen lassen, haben Sie letztlich immer selbst zu verantworten. Es steht mir nicht zu, Empfehlungen aussprechen, doch wie soll jemand ohne objektive (nicht bloß durch die Pharmaindustrie und Impflobby verbreitete) Informationen überhaupt sinnvoll entscheiden können?

Es ist bestimmt besser, das Immunsystem zu stärken und zu schützen, als es mit Provokationen zu belasten, die in ihrer Wirkung potenziell gefährlich sind. Wollen Sie Ihr Haus vor Sturm- und Hagelschäden bewahren, werden Sie auch nicht vorsorglich ein paar Felsbrocken aufs Dach werfen, sondern eine Versicherung abschließen. In Bezug auf die Gesundheit bedeutet das: natürliche Ernährung, gesunde Lebensweise und sinnvolle Naturheilmethoden.

Absoluten Schutz im Leben gibt es nicht – auch Impfungen bieten keinen, werden dafür aber oft zum Auslöser schwerer, irreversibler Gesundheitsschäden. Die in Österreich medial verbreitete Idee von »Experten«, alle Kinder, welche durch die Überfürsorge ihrer Eltern unnatürlich sauber aufwachsen, zur Allergievermeidung künftig mit »Stallschmutz« zu impfen, sagt einiges darüber aus, wohin die Schulmedizin sich heute versteigt. Die Frage, ob nicht auch Impfungen durch die extreme Belastung des Verdauungs- und Immunsystems zum Mitauslöser für eine Zöliakie/Sprue werden können, hat mir noch kein Experte sinnvoll beantwortet.

Detail am Rande: Bei einem internationalen Medizinkongress zum The-ma Tinnitus stellte ich in der Podiumsdiskussion die Frage nach einer möglichen Zellschädigung durch Gluten bzw. dem Zusammenhang zwi-schen Zöliakie, Gluten und (Mononatrium-)Glutamat (zu viel Glutamat führt nämlich zum Absterben gesunder Hörzellen). Keiner der befragten Ärzte, die exzellent über Genmanipulation und Stammzellenforschung Bescheid wussten, konnte jedoch sagen, was Zöliakie oder Gluten über-haupt ist. Meine Frage wurde belächelt. – Niemand kann auf allen Fach-gebieten perfekt sein, doch illustriert dieses Beispiel das für viele Exper-ten typische Scheuklappendenken. Standesdünkel erschweren den Aus-tausch von Wissen zusätzlich.

Dem Darm auf die Sprünge helfen –
mit Naturheilkunde

Um das Jahr 2000 wurde allein in Deutschland weit über 1 Milliarde Euro für rezeptfreie pflanzliche Präparate ausgegeben. Alte Medizinkonzepte kommen zu neuen Ehren, und die Werke unseres berühmten Arztes und Naturheilers Paracelsus, der Nonne Hildegard von Bingen oder die Schriften eines Pfarrers Kneipp werden ebenso studiert wie der Heilschatz fremder Kulturen.

Tibetische Medizin

Ich gebe gerne zu, dass diese alte Medizintradition mit ihren ausgezeichneten Kräutermitteln mein Favorit ist, schon weil ich ihre Wirkung immer wieder selbst erfahre. Gerade bei Allergien, Autoimmunstörungen und Erkrankungen des Magen-Darm-Traktes können tibetische Medizinrezepturen das Immunsystem stabilisieren und den (Wieder-)Aufbau einer gesunden Darmschleimhaut – etwa bei Zöliakie – ausgezeichnet fördern. Die Prinzipien des über Jahrtausende praktizierten tibetischen Heilsystems habe ich in meinem Buch *Padma 28* ausführlich beschrieben, eine Zusammenfassung finden Sie auch in meinem »Milchbuch« (siehe S. 172). Das Augenmerk liegt hier auf der Wiederherstellung körperlicher und seelisch-geistiger Harmonie. Es geht nicht um die Unterdrückung von Symptomen, sondern um eine zuverlässige Stärkung der Immunkräfte.

Das bekannteste im Westen erhältliche Kräutermittel **Padma 28** (in Österreich: Padma Basic) ist ein wahrer Künstler, wenn es um Abwehrschwäche oder überschießende Immunreaktionen des Körpers geht. Es besteht nur aus getrockneten Kräutern, natürlichem Kampfer und Kal-

ziumsulfat. Seriöse Studien beweisen seine Wirksamkeit bei Durchblutungsstörungen, chronischen Entzündungen (bei Allergien und Zöliakie
liegen solche immer vor!) und vielen anderen, durch Immunschwäche
verursachten Beschwerden.

Stark gegen Entzündungen, Allergien und Co.

Besonders faszinierend an der Rezeptur Padma 28 ist ihr anti-entzündli-
ches Potenzial. Gleich, um welche Erkrankung es sich handelt – die Folgen entzündlicher Erscheinungen sind Legion. Padma 28 kann chronische Entzündungen mildern oder ganz beseitigen. Dies legt den Schluss
nahe, dass sowohl bei Allergien jeder Art als auch bei Darmschäden wie
Zöliakie/Sprue, Morbus Crohn, Colitis ulcerosa oder »Reizdarm« die
langfristige Anwendung dieses tibetischen Kräuterpräparates ausgezeichnete Ergebnisse bringen kann. Ob Sie es nun vorbeugend oder begleitend
zu einer medikamentösen Therapie und Diät einnehmen – kaum ein
pflanzliches Präparat ist derart gut untersucht und nebenwirkungsfrei.
Als Mittel bei arteriellen Durchblutungsstörungen bzw. zur Vorbeugung
und Behandlung von Arteriosklerose (»Arterienverkalkung«) ist Padma
28 für mich als »sanfte Therapie« unerreicht.

Padma Digestin, das tibetische Verdauungstonikum, hilft bei jeder Art
von geschwächter Verdauung. Herz und Dünndarm gelten als »Organ-
paar«, was die Verwertung der Nahrung betrifft. Ebenso können Padma
28 und Padma Digestin in Kombination Magen und Darm unterstützen.
Beim Reizdarm-Syndrom zeigten Versuchsreihen, wie die Formel Padma
Lax sanft, aber sicher eine träge Verdauung in Schwung bringt. Padma
Nervotonin, die Nervenformel, hilft dabei, das Nerven- und Immunsystem allgemein zu harmonisieren.

Alle »Padmas« sind laktose- und glutenfrei, ihre Herstellung erfolgt
nach strengsten, westlichen Qualitätskriterien. Für Nachahmerprodukte
(»Tibetische Kräuterkapseln«) ist das nicht garantiert, wählen Sie daher
das Original. Padma 28 (Padma Basic), Padma Digestin und Padma Nervotonin sind in Österreich in Apotheken und Fachdrogerien als »Nahrungsergänzung« erhältlich. In der Schweiz wird auch Padma Lax frei
verkauft; Padma 28 kann dort als Padmed Circosan vom Arzt auf Kasse

verordnet werden. In Deutschland gelten Padma-Rezepturen als Import-
arzneimittel, Sie können sie aber mit ärztlichem Privatrezept über Apotheken bestellen.

Heilpilze (Mykotherapie)

Das Heilen mit Pilzen hatte seit Urzeiten in allen Medizintraditionen
(auch in europäischen Klöstern) seinen Platz. Heute erkennt man wieder
zunehmend den Wert dieser alten Therapieform. Besonders hilfreich ist
der Vitalstoffreichtum von Heilpilzen bei Magen-Darm-Störungen, Entzündungen und Immunschwäche.

In China und Japan gilt der glänzende **Lackporling** (Ganoderma luci-
dum – **Ling Zhi** oder **Reishi**) als unumstrittene Nummer 1 unter den
Heilpilzen. Bei Allergien, gleich welcher Art, hemmt der Reishi dank seiner Triterpene ähnlich wie Kortison die Histaminausschüttung. Er mil-
dert Entzündungen, reguliert das Immunsystem und verbessert die Blutwerte. Eine kurzzeitige Erstverschlimmerung der Beschwerden zu Beginn
der Einnahme ist möglich, die Besserung danach aber anhaltend. Reishi
gilt bei fast allen Erkrankungen als Basistherapie.

Der chinesische **Affenkopfpilz** (Hericium erinaceus – **Igelstachelbart**)
wirkt ausgezeichnet bei Allergien im Magen-Darm-Bereich. Er fördert
den Wiederaufbau einer gesunden Schleimhaut und hemmt im Magen
das Heliobacter-pylori-Bakterium. Er ist bei Zöliakie/Sprue besonders zu
empfehlen, aber ebenso bei Morbus Crohn, Colitis ulcerosa und nach
Antibiotikatherapien. Hericium tut auch der Seele gut. Man kann diesen
wunderschönen Speise- und Heilpilz sogar selbst züchten.

Eine Kombination von Reishi mit dem **Pilz Agaricus blazei murrill**
(ABM) verbessert die Wirkung bei Hautproblemen, Neurodermitis und
Asthma. Bei Entzündungen, speziell einer Divertikulitis oder Colitis ulce-
rosa, hat sich zusätzlich das **Judasohr** (Auricularia) bewährt. Bei Morbus
Crohn, aber auch beim Reizdarm wirkt der **Maitake** (Grifola frondosa)
sehr gut gegen die Fehlsteuerung des Immunsystems. Bei Reizmagen,
Reizdarm und Stress empfiehlt sich auch der chinesische **Raupenpilz**
(Cordyceps sinensis), da er zusätzlich die Psyche stabilisiert. Bei Darmpil-
zen (Candida etc.) haben sich weiters der **Schopftintling** (Coprinus coma-

tus) sowie der **Schmetterlingsporling** (Coriolus versicolor) als sehr hilf-reich erwiesen. Letzterer ist auch ein großartiges Vorbeugemittel gegen Grippe – besser als jede Impfung. Bei Diabetes mellitus (Typ 1 und 2) zeigte sich mit dem **Coprinus** eine Blutzucker senkende Wirkung, ver-gleichbar der eines gängigen Antidiabetikums.[15] Dieser Pilz entfaltet offenbar eine Schutzwirkung für die Insulin produzierenden Zellen der Bauchspeicheldrüse. Als Zusatztherapie bewährt sich der **Maitake.**

Der Nutzen von Pilzextrakten (konzentrierten Auszügen der Inhalts-stoffe) ist in der Praxis umstritten, jedoch haben diese ebenfalls ihren Wert. Achtung bei Zöliakie: Pilzpulver, das nicht vom ganzen Fruchtkör-per, sondern aus Pilzgeflechten (Myzelen) auf Getreidebasis gewonnen wurde, kann Anteile von Weizen bzw. Gluten enthalten! Kaufen Sie nur hochwertiges Pulver aus dem ganzen Fruchtkörper und seien Sie vorsich-tig bei Extrakten. Im Zweifel nachfragen und schriftliche Antwort ver-langen!

Die therapeutische Dosis beträgt 3-mal 2 Tabletten Pilzpulver täglich (von jeder Sorte) über mindestens 1 bis 3, beim Reishi und in chronischen Fällen über 6 Monate (bei Verträglichkeitsproblemen Dosis reduzieren). Kombinieren Sie am besten den Reishi mit einem anderen passenden Pilz Ihrer Wahl. Nach 3 bis 4 Wochen wechseln Sie die Sorte. Trinken Sie immer genügend Quellwasser, um die Ausscheidung schädlicher Stoffe zu unterstützen. Pilzpulver kann auch ins Essen gegeben werden (nicht mit-kochen). Heilpilze sind selbst in hohen Dosen unschädlich, wenden Sie sich aber im Zweifel an einen kundigen Experten.

Kombucha

Bereits vor 2000 Jahren war in China ein Getränk bekannt, das aus grü-nem Tee, Zucker und speziellen Pilzkulturen hergestellt wurde. Ein Wan-derarzt namens Kombu soll um 400 n. Chr. den japanischen Kaiser mit diesem »Wundermittel« von einem Magenleiden geheilt haben. »Cha« bedeutet Tee, das Getränk hieß von da an Kombu-cha (gesprochen kom-bu-tscha), also Tee des Kombu. Einer anderen Legende nach entstand Kombucha im zaristischen Russland, wo man seine Herstellung ganz zufällig entdeckte.

Wie dem auch sei, die Praxis zeigt, dass Kombucha Stoffe enthält, welche sich günstig auf das Immunsystem und die Darmflora auswirken. Er entsäuert den Körper und beugt Erschöpfung vor, da vor allem die Leber als zentrales Entgiftungsorgan von der Einnahme profitiert. Bei der Herstellung von Kombucha entstehen Glukuron- und rechtsdrehende Milchsäure, die Stoffwechsel und Verdauung anregen. Usninsäure, die man sonst nur in Flechten findet, wirkt antibiotisch. Bei Getreideallergie und Zöliakie kann Kombucha helfen, die Darmschleimhaut wieder aufzubauen und regenerieren. Vorsicht ist eventuell bei einer Hefe-Allergie oder Darmpilzbelastung geboten, doch gibt es Berichte, wonach Kombucha hier sogar nützt, weil sich damit die Keimbesiedlung des Darms normalisiert.

Trinkfertig ist Kombucha relativ teuer (und auch weniger wertvoll, weil durch Erhitzen haltbar gemacht), er kann aber mit den richtigen Zutaten leicht selbst hergestellt werden. Jedenfalls gilt auch bei diesem Gesundheitsmittel das Gesetz der Mäßigung. 250 ml 2- bis 3-mal täglich reichen für eine Kur. Man nimmt Kombucha pur oder mit Wasser verdünnt. Im Kühlschrank aufbewahren und bei Übergärung nicht mehr zum Trinken verwenden (aber z. B. statt Essig). Anleitung zur Selbstherstellung genau beachten und immer sehr sauber arbeiten!

Hildegard-Medizin

Wer heute die mittelalterliche Heilkunde der deutschen Klosterfrau Hildegard von Bingen zu Rate zieht, stößt sofort auf den Dinkel. Hildegard, die ihr Wissen angeblich durch »göttliche Schau« erlangte, sagt über ihn, er sei das beste und gesündeste Getreide. Hildegards Heilwissen ist in allen Kulturen »intuitiv« vorhanden, und egal, wie ihre Schriften entstanden, sie behielt Recht. Das zeigen neueste Forschungen und die Praxis. So stärkt nach der Traditionellen Chinesischen Medizin (TCM) Dinkel die Energie von Milz und Magen und bessert chronische Verdauungsschwäche. Sehr zu empfehlen ist er bei Morbus Crohn, Colitis ulcerosa oder Reizdarm. Sogar von Weizenallergikern wird er meist vertragen, leider aber nicht bei Zöliakie/Sprue!

Die Hildegard-Medizin verfügt über ausgezeichnete Kräuterweine, von denen besonders Wermut-, Sanikel- oder Wegerichwein günstig für die Verdauung sind. Spezielle Gewürze (Fenchel, Galgant, Bertram, Ysop) oder Fruchtmus aus Schlehe, Mispel und Kornelkirschen sind für den Körper äußerst wohltuend. Den Flohsamen – einen wichtigen, gluten-freien Ballaststoff – beschrieb Hildegard als Mittel gegen Blähungen und »starke Fieber« (womit sie Entzündungen meinte). Weizen schätzte sie nicht, Kastanien(-mehl) dagegen umso mehr. Von zu viel Rohkost riet sie ab, da diese den Magen »auskühlt«, und dass rohe Äpfel, Birnen, Erdbee-ren, Pfirsiche und Nektarinen, ebenso wie Lachs, Allergien auslösen kön-nen, war Hildegard auch bekannt – sie sprach von »Nahrungsgiften«.

Ein ungewöhnliches Mittel hat Hildegard von Bingen für Allergiker parat: Buchsbaum. Ein Becher aus Buchsbaumholz wird mit biologi-schem (Weiß-)Wein gefüllt, der nach einer halben Stunde Geschmack und Heilkräfte annimmt. Dieser »Buchsbaumwein« harmonisiert, täglich ge-trunken, das Immunsystem. »Bärwurz-Birnhonig«, ein Konzentrat aus gekochten Birnen, Kräuterpulver und Honig, das man selbst zubereitet und löffelweise einnimmt, hilft oft als einziges Mittel gegen darmbeding-te Migräne. Alle Zutaten erhalten Sie in Reformhäusern, Hildegard-Läden oder im Hildegard-Versand. Reine Hildegard-Mittel, die keinen Dinkel enthalten, sind auch milch- und glutenfrei. Es gibt weiters Heil-steine, welche bei Allergien wertvoll sind. Lesen Sie »Hildegard-Litera-tur« und »Hildegard-Kochbücher« – es lohnt sich.

Original Indian Essence

Diese nach einem Originalrezept der kanadischen Ojibwa-Indianer aus Kräutern, Wurzeln und Algen hergestellte Tee-Essenz harmonisiert den Stoffwechsel. Die Inhaltsstoffe wirken sich besonders positiv auf den Zustand der Darmschleimhaut aus, weshalb sie auch bei Nahrungsmit-telallergien und Zöliakie/Sprue empfehlenswert sind.

Original Indian Essence ist nebenwirkungsfrei und daher europaweit, in Kanada und den USA als Lebensmittel zugelassen. Es besteht aus 9 natürlichen, getrockneten Zutaten: großer Klette, kleinem Ampfer, Rot-ulme, Brennnessel, Benediktenkraut, Mistelblättern, Braunalgen, Brun-nenkresse und Rotklee, ohne sonstige Zusatzstoffe. Vor allem Rotulmenrinde und Braunalgen wirken darmpflegend. Zusammen mit den übrigen Kräutern kann es zu einer Besserung von schwersten Leiden kommen, das zeigen Erfahrungsberichte. Auch zur Stärkung und Harmonisierung des Immunsystems ist eine Kur mit Original Indian Essence immer empfehlenswert.

Die Zubereitung der Tee-Essenz, die man löffelweise einnimmt, ist etwas aufwendig. Nahezu »magisch« erscheint der Vorgang beim ersten Mal, doch tut es zweifellos gut, sich mit ganzer Aufmerksamkeit der sorgfältigen Herstellung seines eigenen Gesundheitsmittels zu widmen (worauf auch Hildegard von Bingen großen Wert legte). Nicht immer sollen Ärzte und Therapeuten für unser »Heil« zuständig sein, sondern der Tee appelliert an die Selbstverantwortung des Anwenders. Das gilt auch bei einer glutenfreien Diät, für deren Einhaltung Sie selbst sorgen müssen. Bei Interesse erfahren Sie mehr über die Geschichte und Anwendung von Original Indian Essence in meinem gleichnamigen Buch (siehe S. 174).

Cystus-Tee, Rooibos, Lapacho

Die Zistrose oder **Cystus** (Cistus incanus, ssp. tauricus) ist angeblich die polyphenolhaltigste Pflanze Europas. Sie galt schon im Altertum als Jungbrunnen, und Cystus-Tee ist bis heute ein griechisches Nationalgetränk. Pflanzliche Polyphenole sind als herz- und schleimhautschützend bekannt – auch in Padma 28 (siehe oben) entfalten sie eine Hauptwirkung. Cystus-Tee baut das Immunsystem auf, wirkt zellschützend, krebsvorbeugend, hält Darmpilze in Schach und verleiht dem Verdauungssystem neue Kräfte. Es gibt keinen besseren Grippe-Tee! Interessant ist die Erkenntnis, dass Polyphenole die natürliche Keimbesiedlung der Darmschleimhaut nachhaltig fördern. Einige dieser Keime bilden sogar Vitamin B_{12}, weshalb trotz aller Unkenrufe die meisten Veganer niemals einen B_{12}-Mangel aufweisen. Ständig wird diese Gefahr beschworen, doch in der Praxis sind es meist Personen, die trotz (oder gerade wegen) tierischer Nahrung diese Störung haben, da Magen und Darm geschädigt sind. Original-Cystus-Tee und weitere Cystusprodukte gibt es von der deutschen Firma Pandalis oder bei Nantury (siehe Anhang).

Tee aus **Rooibos** oder **Rotbusch** (Aspalathus linearis) wirkt hypoaller-
gen und ist daher äußerst wertvoll bei Allergien sowie Magen- und
Darmproblemen. Für Babys und Kleinkinder ist Rotbuschtee ohne
Zusätze (Bioqualität!) das ideale Getränk. Er beugt auch Eisenmangel
vor.

Tee aus **Lapacho-Rinde** (Tabebuia avellanedae) gilt als immunstär-
kend, darmpflegend und fiebersenkend. Die Substanz Lapachol wirkt
tumorhemmend und antibakteriell. Achten Sie hier besonders auf hand-
geerntete Bio-Qualität. Mehr über Rooibos und Lapacho finden Sie in
meinem »Milchbuch«.

Was sonst noch hilft

Nach den Prinzipien der Traditionellen Chinesischen Medizin (TCM) zu
essen bedeutet, dem Körper genau das zu geben, was er in speziellen Situationen braucht. Dabei wird die jedem Lebensmittel innewohnende
»thermische Qualität« berücksichtigt (kalt, heiß, kühl, warm, neutral).
Die Lebensenergie »Qi« bzw. »Jing«, die Essenz allen Lebens, kann
durch passende Nahrung gestärkt werden. Weizen- und milchfrei zu
leben ist da kein Hindernis, wie die »Essenz-Kochbücher« von Ulrike
Zalokar beweisen. Nicht nur für Milch- und Weizenallergiker, auch bei
Zöliakie/Sprue sind sie eine Fundgrube. Kostproben daraus finden Sie im
Rezeptteil. Nach der TCM müssen bei Krankheiten die Organ-Energien
(Milz/Magen, Leber/Gallenblase, Niere/Blase, Herz/Dünndarm und Lun-
ge/Dickdarm) genauer betrachtet und harmonisiert werden. Ein gutes
Buch dazu finden Sie im Anhang (Flaws/Wolfe: *Das Handbuch der chine-
sischen Ernährungslehre).*

Heidelberger-Pulver (benannt nach Bertrand Heidelberger) besteht
aus 7 ausgesuchten, getrockneten Kräutern. Unser Körper benötigt zur
Verdauung und zur inneren Reinigung Bitterstoffe, welche in der übli-
chen Nahrung kaum mehr vorkommen. Die Originalrezeptur des Heidel-
berger-Kräuterpulvers beinhaltet gemahlene Bibernellwurzel, Kümmel,
Fenchel, Wacholderbeeren, Wermut, Anis und Schafgarbenkraut. Wie
Hildegard von Bingen erwähnte auch Heidelberger den »gefährlichen
Schleim in Magen und Nieren«, den diese Kräutermischung beseitigen

kann. Stoffwechsel, Hormonhaushalt und Blutmilieu verbessern sich. Mutige nehmen 1 Prise bis einen halben Teelöffel direkt in den Mund (gut einspeicheln – ist sehr bitter!) und schlucken das Pulver mit etwas Wasser. Gewürzallergiker sollten die Verträglichkeit vorher austesten.

Rechtsregulat ist ein fermentiertes Getränk aus Früchten, Gemüse und Nüssen. Es enthält aufgeschlossene und energetisierte Enzyme, die einen geschädigten Darm und das Immunsystem wirksam unterstützen. Man kann es innerlich und äußerlich anwenden. Leider ist Milchzucker (Laktose) enthalten, doch mehren sich die Erfolgsmeldungen bei verschiedensten Erkrankungen.

Diverse Firmen führen **homöopathische Komplexmittel** für Magen-Darm-Probleme (in Tropfenform nehmen, falls Laktoseintoleranz besteht). Die Einzelsubstanz **Okoubaka** soll das »Leaky gut«-Syndrom bessern. Von den **Schüßler-Salzen*** wird bei Zöliakie Nr. 4, Kalium chloratum, unterstützend empfohlen. Speziell bei Reizdarm und entzündlichen Darmerkrankungen (CED) haben sich auch **Weihrauchpräparate** bewährt. Frischer Bärlauch bzw. **Bärlauchpulver, Alfalfa** und **Mikroalgen** (Spirulina, AFA, Chlorella) helfen, den Darm zu reinigen und Vitalstoffe zu ergänzen. Bei Diabetes empfiehlt sich die langfristige Anwendung von Tee oder Tabletten aus der asiatischen **Bittergurke** oder **Balsambirne** (Momordica charantia), ihre Wirkung ist gut belegt.

Ob »**Original Kanne Brottrunk**« bei Getreideallergien und Zöliakie verträglich ist, müsste durch Praxisstudien geklärt werden. Er wirkt nämlich ausgezeichnet bei chronischer Übersäuerung, Darmpilzen, Neurodermitis, Reizdarm, Diabetes und vielen Allergien. Die Sauerstoffversorgung aller Körperzellen wird durch Brottrunk verbessert. Da er aber ein Produkt aus Weizen, Roggen und Hafer ist, bleibt die Schädlichkeit vor allem bei Zöliakie fraglich. Der Hersteller verneint sie, da angeblich durch den Gärvorgang ein völlig neues Produkt entsteht. Ein Versuch müsste mit kleinsten Mengen (teelöffelweise) unter fachlicher Begleitung erfolgen, wobei das Befinden und der Zustand der Darmschleimhaut regelmäßig zu überprüfen wäre.

---

* Der Verlag empfiehlt zum Thema: Gerhard Leibold, *Das große Handbuch der Schüßler-Salze. Mineralsalze für Gesundheit und ein gutes Leben.* Gesamtausgabe in einem Band. 3. Auflage. ISBN 978-3-0350-3027-3, Oesch Verlag, Zürich

Kindheit ohne Gluten – Sprue mit 80?

Milchempfindlichkeit

Wie man heute weiß, existieren Zeitfenster, in denen der Körper besonders anfällig für Allergien ist. Sehr kritisch sind die ersten zwei Lebensjahre des Kindes, später das mittlere Lebensalter, wenn der Alltagsstress seinen Höhepunkt erreicht, und schließlich die Phase als alter Mensch, dessen Verdauungskräfte nachlassen.

Ein primärer Laktasemangel bzw. Galaktosämie (siehe mein »Milchbuch«) ist bei Kindern eher selten, häufig aber zeigt sich, vor allem bei nicht oder kaum gestillten Babys, schon früh eine Kuhmilchallergie. Diese äußert sich in extremer Weinerlichkeit (»Schreikinder«), Koliken, schwallartigem Erbrechen und ständigen Verdauungsbeschwerden. Erkennt man die Problematik, wird höchstens hypoallergenes Kuhmilchisolat (HA-Nahrung) empfohlen, und viel zu früh muss zugefüttert werden – meist glutenhaltiges Getreide, Fleisch und Eier. Doch wie sinnvoll und logisch ist es, einen Säugling mit den nachweislich stärksten Allergieauslösern zu konfrontieren? Dies in einer Entwicklungsphase, wo der kindliche Organismus noch auf ausschließliches Stillen eingestellt und das Immunsystem erst im Aufbau begriffen ist. Kommt dazu die frühe Impfbelastung durch (gentechnisch verändertes!) Fremdeiweiß, sind die Folgen absehbar: Ekzeme und Neurodermitis, häufiges »Kränkeln«, später Allergien und Immunschwäche.

Informieren Sie sich schon vor der Geburt bei aufgeschlossenen Ärzten/Heilpraktikern und Ernährungsberatern über kindgerechte Ernährung ohne ein Übermaß an tierischem Eiweiß. Achten Sie in der Schwangerschaft auf gesunde, pflanzlich orientierte Kost und stillen Sie 6 Monate voll. Meiden Sie in dieser Zeit auch selbst Kuhmilch und Weizen. Ist Stillen wirklich nicht möglich, versuchen Sie adaptierte Soja-, eventuell auch Ziegenmilchnahrung (siehe unten). Soja wird von den meisten Babys gut vertragen und enthält nicht, wie behauptet, »schädliche Hormone«, wohl aber finden sich solche oft genug in der Kuhmilch. Veganer-Vereinigungen und geschultes Reformhauspersonal helfen weiter, wenn Sie sich selbst und Ihr Kind vor den Folgen schädlichen Milchkonsums bewahren möchten.

Kein Gluten im ersten Jahr?

Gibt es bereits Zöliakie-Fälle in der Familie, herrschen geteilte Meinungen über das richtige Vorgehen beim Säugling. Manche sind für eine frühe »Provokation« mit Gluten, um eine Zöliakie rasch zu erkennen, andere für längeres Vermeiden. Ich finde nur Letzteres sinnvoll, vor allem, wenn es auch Diabetes-Fälle in der Familie gibt. Mit Impfungen (falls überhaupt gewünscht) sollte man bis zum 2. Lebensjahr warten. Alles, was das unreife Immunsystem zu früh belastet, leistet auch dem Ausbruch einer Zöliakie Vorschub. Stillen ist der beste Schutz vor allen Krankheiten, und es zeigt sich schon dabei deutlich, wie das Kind auf das, was die Mutter isst (vor allem Milch und Weizen), reagiert.

Beikost ist vor Ende des 6. Monats (wenn voll gestillt wird) unnötig, ebenso zusätzliche Flüssigkeit, außer bei extremer Hitze. Dann eignen sich abgekochtes, unbelastetes Quellwasser (auf schädlichen Nitratgehalt achten), noch besser der hypoallergene Rotbuschtee aus kontrolliertem Anbau, später auch Zitronenmelissen- oder Himbeerblättertee; Fenchel- oder Kümmeltee bei Blähungen. Süßen Sie den Tee niemals, auch nicht mit Honig (dieser kann für Babys gefährlich sein), später können Sie etwas naturreinen Fruchtsaft zugeben. Verwenden Sie auf keinen Fall Instant-Tees mit Zucker (oder gar Süßstoff), und geben Sie das Fläschchen nie zum Dauernuckeln. Informationen über das richtige Stillen geben in allen Ländern die Gruppen der La-Leche-Liga (siehe Anhang). Während Schwangerschaft und Stillzeit wirkt sich der Genuss von Sojamilch sehr positiv aus (vor allem bei Ödemen), auch Ziegenmilch ist für Schwangere günstiger als Kuhmilch. Bereiten Sie die ersten Getreidebreie für Ihr Baby mit feinen Hirse- oder Reisflocken (»Reisschleim«) zu. Bei Gemüse und Obst sollten Sie immer nur eine Sorte wählen und die Verträglichkeit prüfen. Die Frage, ob ein Kind Fleisch oder Eier benötigt, kann getrost verneint werden, holen Sie aber Fachberatung ein, wenn Sie keine ausreichende Erfahrung mit vegetarisch/veganer Kost haben, sonst können Mängel entstehen. Auf www.vegan.de finden Sie dazu Informationen.

Vollmilch ist im ersten Lebensjahr absolut zu meiden. Bereiten Sie die Breie mit Obstmus (milchfrei) bzw. als »Milchbrei« nur mit der passenden Säuglingsnahrung zu. Falls Sie über den 6. Monat hinaus zusätzlich stillen, ist Milchbrei nicht unbedingt nötig. Die Traditionelle Chinesische Medizin (TCM) sagt ausdrücklich, dass Kuhmilch für Babys ungeeignet ist, weil sie im Organismus nässe- und schleimbildend wirkt. Geben Sie jedenfalls immer nur altersgerechte Säuglingsnahrung ohne Zuckerzusatz. Achtung: »ohne Kristallzucker« heißt nur, dass andere Zuckerarten enthalten sind. Den Brei niemals zuckern oder salzen! Für jedes Alter gibt es geeignete, milchfreie Breie ohne Gluten, evtl. auch ohne Soja. Sehr wichtig ist Bio-Qualität bei Obst, Gemüse und Getreide, um Schadstoffe zu vermeiden. Hier kann Gläschenkost besser sein als belastete Frischware. Beziehen Sie diese aber möglichst im Reform- oder Spezialversandhandel (siehe Anhang), denn viele Supermarktgläschen enthalten laut Konsumententests unerwünschte Zutaten, die für das angegebene Alter ungeeignet sind und die Verdauung Ihres Babys belasten.

Spezialnahrungen bei Kuhmilchunverträglichkeit

Die häufigen »Warnungen« vor Soja halte ich nicht zuletzt für einen geschickten Schachzug der Milchindustrie, die um Marktanteile fürchtet. Natürliches, gentechnikfreies Soja ist nicht schädlich, obwohl vereinzelt Allergien auftreten (oft gegen Zusatzstoffe dieser Nahrungen). Der Erfahrung nach wird adaptierte Sojanahrung keinesfalls schlechter vertragen als solche aus Kuhmilch. Sie schmeckt auch besser und ist billiger (z.B. SojaInstant Plus von GranoVita – gluten- und milchfrei, geeignet ab der Geburt, bei angeborenen Intoleranzen und Galaktosämie – siehe mein »Milchbuch«). Bei einer Sojaallergie müsste man trotzdem auf andere Nahrungen zurückgreifen. Aber Vorsicht: Sogenannte HA-Nahrungen sind nur schwach hydrolisiert, d.h., sie enthalten noch »große«

Kuhmilchproteine! Bei echten Allergien kommen nur stark hydrolisierte Spezialnahrungen in Frage. Diese gibt es zwar aus Kuhmilch oder Soja, doch enthält eine davon sogar Schweinekollagen (!). All das zeigt deutlich, wie unersetzbar Muttermilch für die ersten Lebensmonate ist (nicht umsonst gab es früher Ammen, die fremde Kinder stillten). Meist werden Spezialnahrungen von den Kassen bezahlt. Bedenken Sie jedoch, wenn Ihr Baby mit diesen Kunstprodukten aufwächst, dass sie dem Wert der Muttermilch niemals gleichkommen. Welche negativen Auswirkungen diese Ernährung auf das unentwickelte Verdauungs- und Immunsystem eines Säuglings hat, kann man sich vorstellen (Stichwort »Leaky gut« – siehe S. 44).

Wenn Sie Kuhmilch nach dem Stillen aus guten Gründen vermeiden wollen und Soja nicht vertragen wird, kommt auch adaptierte Ziegenmilch in Frage. Allerdings dürfte sie kein Gluten enthalten – das aber in Spuren z. B. bei der Ziegenfolgemilch der Firma Holle vorhanden ist. Diese Milch sollte also nicht vor dem 7. bis 8. Monat gegeben werden (sie wird schon ab dem 4. Monat empfohlen). Vielen Säuglingen geht es mit Ziegenmilchnahrung sehr gut, sie wirkt sich auch positiv auf atopische Ekzeme (Neurodermitis) aus. Es gibt adaptierte Ziegenmilchnahrung, die sogar ab der Geburt geeignet sein soll (»Bambinchen« 1 und 2, im Reform- bzw. Versandhandel), was heftig bestritten wird. Mir liegt auch hier der Gedanke nahe, dass dieses Produkt »bedrohlich« für Kuhmilchisolat-Erzeuger erscheint. Es kommt aus Neuseeland, wo adaptierte Bio-Ziegenmilch seit langem erfolgreich als Anfangs- und Folgenahrung für Babys eingesetzt wird. Ziegenmilch erweist sich seit Jahrzehnten als gut verträglich für Kinder. Das wussten schon Johanna Spyris kleine »Heidi« sowie meine eigene Großmutter, die über 40 fremde Säuglinge und Pflegekinder ohne Hilfe von Industrienahrung großzog. Frische Ziegenmilch soll jedoch nicht vor dem 2. Lebensjahr des Kindes gegeben werden.

Sehr wichtig ist: herkömmliche Soja- oder Reisdrinks, Mandel-, Sesam- und diverse Nussmilcharten sind im Säuglingsalter niemals als Nahrung ausreichend! Sie stellen aber später eine wichtige Nährstoffquelle dar. Ebenso wenig gehören Honig oder rohes Vollkorn ins Fläschchen. Lassen Sie sich nur in guten Reformhäusern und von wirklich informierten Kinderärzten beraten – lieber einmal zu oft als zu selten.

Gluten kommt früh genug

Eine schwedische Studie an ca. 2000 Kindern ergab, dass langes Stillen das Risiko für Zöliakie und Autoimmunerkrankungen tatsächlich senkt. Außerdem war es von Vorteil, wenn über die Beikost-Zeit (also den 7. Lebensmonat) hinaus noch zusätzlich gestillt wurde. Immunstärkende Substanzen aus der Muttermilch erhöhen sichtlich die Toleranz für Antigene aus glutenhaltiger Nahrung.[16]

Um den 10. Monat, spätestens aber im 2. Lebensjahr, sollten Sie glutenhaltige Getreide in die Ernährung Ihres Kindes einbauen, am besten Dinkel, Kamut und Hafer. Nun können Sie auch Buchweizen und Bio-Mais probieren, dazu übliche Sojaprodukte (Tofu etc.). Mit Quinoa und Amaranth abwarten, da diese für Kleinkinder weniger geeignet sind. Wenn Sie Kuhmilch (Bio-Qualität, was aber nicht viel heißen will) geben, können Breie und andere Speisen ab dem 2. Lebensjahr damit zubereitet werden. Naturbelassener Vollmilchjoghurt, mit Wasser verdünnt, eignet sich zum Trinken – frische Kuhmilch ist kein Getränk! Leidet Ihr Kind tatsächlich an Zöliakie, wird sich das spätestens nach einigen Monaten zeigen, es treten dann fast immer die bekannten Symptome (Blähbauch, Durchfälle, Wachstumsstörungen, Apathie) auf. Kuhmilchempfindlichkeit führt, wie schon erklärt, zu atopischen Ekzemen (Milchschorf, Windeldermatitis, Neurodermitis), ständigen »Verkühlungen« mit Bronchitis und eitrigem Dauerschnupfen, häufigen Mittelohr- und Mandelentzündungen und vergrößerten Rachenmandeln (»Polypen«). Falls Ihr Kind nur auf bestimmte Kuhmilchproteine (nicht Kasein) reagiert, hilft manchmal, wie ebenfalls erwähnt, eine Umstellung auf Ziegenmilch-Fertignahrung oder eine geeignete Soja-Fertignahrung.

Lassen Sie sich nicht verunsichern, sondern verlangen Sie die entsprechenden Untersuchungen, wenn Ihr Baby nicht gedeiht oder ständig weint. Steht eine Zöliakie fest, darf niemals wieder etwas Glutenhaltiges ins Fläschchen oder auf den Teller. Statt eitrige Mandeln bei größeren Kindern zu beseitigen (eine Operation, nach der es immer wieder zu Todesfällen kommt), sollten Ärzte lieber an das Kuhmilchproblem denken und entsprechende Diätberatung anbieten. Kürzlich wurden in Österreich wieder einmal »Ernährungsrichtlinien« für Baby- und Kinderkost (mit »Unterstützung« der fleisch- und milchverarbeitenden Industrie) verbreitet. Sie erraten sicher, was da empfohlen wird: Kuhmilch und »gesundes« Fleisch, schon für Babys mehrmals wöchentlich! Wie hier kritische Eltern und Erzieher durch die Nahrungsmittelindustrie und selbsternannte Experten bevormundet und verunsichert werden, kann man nur als Frechheit bezeichnen. Solche Aktionen haben nichts mit objektiver Gesundheitsaufklärung zu tun, sondern stellen verdeckte, politisch und wirtschaftlich motivierte Konsumwerbung dar, die äußerst aufdringlich sogar in Kindergärten und Schulen sowie Ärzten oder Diätberatern gegenüber stattfindet.

Kindergarten, Schulzeit, Pubertät

Die Jause für das Kindergarten- oder Schulkind stellt eine Herausforderung dar, weil gerade in diesem Alter die Pausenbrote der Freunde und Freundinnen mit Interesse beäugt und auch gerne ausgetauscht werden. Das Problem Zöliakie dürfte mittlerweile den meisten Betreuern oder Lehrpersonen ein Begriff sein, dennoch ist mit größeren Hürden zu rechnen.

Ja, die Bequemlichkeit ...

Ich halte es für unmoralisch, gegenüber einem Kind, das keine tierischen Lebensmittel essen will, zu behaupten, diese seien nötig, um gesund zu bleiben. Erstens stimmt das nicht, und zweitens ergibt sich hier ein seelischer Konflikt, der Kinder glauben macht, Tiere zu schlachten (und damit Gewalt) sei notwendig, weil es »immer schon so war« oder was der dummen Ausreden mehr sind. Bei Nachfragen stellt sich heraus, dass Eltern, Erzieher und Ärzte über alternative Ernährungsformen wie auch gluten- oder milchfreie Diäten kaum etwas wissen und sehr viele Diätberater hier negativ beeinflusst sind. Eltern finden »das andere Kochen« zu umständlich, haben keine Zeit und Lust, sich zu informieren, essen selbst gerne viel Fleisch und so fort. Sie geben nur ihre persönliche Lebenseinstellung an das Kind weiter. Umgekehrt soll man einem Kind nicht verbieten, Erlaubtes zu kosten, auch wenn es Fleisch ist. Fanatismus ist niemals angebracht, aber die Erfahrung lehrt, dass jedes unbeeinflusste Kind seinen eigenen, richtigen Weg in der Ernährung geht. Bei einer Zöliakie oder schweren Allergie ist ihm dies leider nur zum Teil gestattet, und je früher alle das begreifen, umso besser. Machen Sie aber aus dem Essen kein Drama. Es ist in der Tat noch kein Kind, dem man genügend sinnvolle Nahrung vorgesetzt hat, verhungert – auch keines mit Zöliakie. Die meisten Kinder begreifen rasch, dass ihre Diät wichtig für sie ist, halten sich freiwillig daran und fragen im Zweifel nach.

Sehen Sie solche besonderen Situationen als Chance, alle Beteiligten zur Toleranz anzuhalten, abseits von »Ernährungswahrheiten«. Auf jeden Fall müssen Sie ein Gespräch mit allen Betreuungspersonen Ihres Kindes vereinbaren. Vielleicht können Sie sogar einen Informationsabend mit einer ausgebildeten Fachkraft organisieren, zu dem Sie Betreuer und andere Eltern einladen, oder Sie reden selbst über das Thema. Wichtig wäre im Schulalter das Klassengespräch, dazu vielleicht ein Schülerprojekt, bei dem ein Plakat mit Bildern erlaubter Nahrungsmittel als Collage gestaltet und gut sichtbar aufgehängt wird (auch für zu Hause ein guter Tipp). Warum sollte die Tatsache, dass heute viele Kindergarten- und Schulkinder schon aus religiösen und kulturellen Gründen unterschiedliche Essgewohnheiten haben, nicht genutzt werden, um auch Verständnis für eine glutenfreie Diät zu wecken? Zudem war und ist in allen Religionen auch der Vegetarismus ein Thema. Öfter, als man annimmt, sind Lebensmittelunverträglichkeiten und Fehlernährung ein Grund für schlechte Schulleistungen, Lernstörungen oder Entwicklungsrückstände.

Kindergeburtstage, Klassenfahrten, Krankheit

Keine Frage, dass Ihr Kind nicht zum Außenseiter werden soll. Gehen Sie die Sache nüchtern an: Klären Sie bei einer Einladung ab, was Ihr Kind dort zu essen und zu trinken bekommt. Dem einladenden Elternteil können Sie Hilfe bei den Vorbereitungen anbieten (zum Beispiel, an Ort und Stelle einen einfachen Kuchen aus glutenfreier Fertigmehlmischung backen). Oder Sie laden zuerst ein – zu einer »Glutenfrei-Party« mit lauter Köstlichkeiten, die jedem Kind schmecken. Es geht darum, Vorurteile gegen die glutenfreie Diät abzubauen und zu zeigen, dass sie gar nicht »schlimm« oder langweilig ist.

Schulveranstaltungen können problematisch werden, falls niemand sich bereit erklärt, die spezielle Kost mit Ihnen zu planen und zu überwachen. Hier ist der gute Wille aller Betreuer gefragt. Auf Tagesausflügen mit jüngeren Kindern sind Begleitpersonen ohnehin immer erwünscht – auch das kann ein Lernprozess für alle sein. Manchmal bleibt aber bei größeren Fahrten wohl nur der Verzicht, außer am Zielort verstehen die Gastgeber etwas von glutenfreier Diät. Die Zöliakiegesellschaften erteilen Auskunft über Veranstaltungen, Gruppentreffen oder Ferienlager, wo betroffene Kinder sich unter Gleichaltrigen so richtig entspannen können, weil ihre glutenfreie Diät dort nichts Besonderes, sondern für alle ganz normal ist. Es finden auch Koch- und Backkurse statt. Das Portal www.zoelikids.de bietet alles, was betroffene Kinder anspricht. In den *Schär-News* und auf www.schaer.com findet man »Milly's glutenfreie Welt«. Alle Zöliakievereinigungen haben Internetforen und andere Möglichkeiten des Austausches für jede Altersgruppe geschaffen.

Muss Ihr Kleinkind ins Krankenhaus, sollten Sie es unbedingt begleiten und die Situation überwachen (Versicherung abschließen!); größere Kinder werden dabei selbst mitwirken. Die Zöliakiediät dürfte heute in keinem Krankenhaus mehr unbekannt sein, bei Allergien sieht es leider anders aus. Wenden Sie sich mit Fragen und Problemen schon vorher an Ihre Zöliakievereinigung bzw. die Diätassistenten der Klinik. Handelt es sich nicht um einen Notfall, ist es immer ratsam, gezielt eine Kinderklinik mit Erfahrung auszuwählen, wo man informiert und gesprächsbereit ist.

Rebellische Teenager

Ab einem gewissen Alter wird das »Dazugehören« immer wichtiger. Vermutlich können Sie dann weder Handy-Dauergespräche ganz vermeiden noch ungesunde Kost oder Diätfehler, die Ihr »großes« Kind begeht, um nicht aufzufallen. Als kurzzeitigen Einbruch mag man das tolerieren, aber die Wichtigkeit einer glutenfreien Diät bei Zöliakie muss im Bewusstsein verankert bleiben. Selbst wenn lange keine Beschwerden auftreten, können die Folgen später umso schlimmer sein. Hier kann man nur an die Vernunft junger Menschen appellieren, auf Kontrolluntersuchungen drängen und immer wieder nachhaken.

Irgendwann müssen Sie Ihr »Kind« ohnehin ins eigene Leben entlassen, dann zeigt sich, wie weit ein Lernprozess stattgefunden hat. Machen Sie vor allem einem jungen Mädchen klar, dass Diätfehler zum Ausbleiben der Periode und schweren Zyklusstörungen führen können. Söhne möchten sicher auch gesund und leistungsfähig sein, was ohne Diät nur schwer möglich ist. Handelt es sich um Allergien mit ernster Symptomatik, wird selbst ein Teenager es wohl vorziehen, die entsprechende Diät einzuhalten. Es ist eine Sache des Selbstbewusstseins, das Kinder frühzeitig entwickeln sollten. »Anders« zu sein ist keine Schande, sondern vielmehr eine Chance, die eigene Persönlichkeit, in diesem Fall auch seine Gesundheit bewusster wahrzunehmen.

Zöliakie/Sprue-Betroffene gelten als wehruntauglich. Bei Allergien, die sich stark störend auswirken und eine Diät erfordern, wird dies ebenfalls zutreffen. Die Ausübung mancher Berufe kann durch eine Diät erschwert sein, weshalb man sich rechtzeitig Gedanken über Ausbildung und Berufsalltag machen sollte.

Reisen, Einladungen, Feste

Wenn Sie selbst an Zöliakie/Sprue leiden oder Ihr Kind davon betroffen ist, so gibt es dennoch unzählige Möglichkeiten, einen erholsamen Familienurlaub mit glutenfreier Kost zu verbringen. Zöliakie ist in nahezu allen Ländern der Erde ein Begriff, und auch glutenfreie Nahrungsmittel können Sie fast überall problemlos kaufen (allerdings sind die Preise, etwa in Skandinavien oder den USA, sehr hoch). Die Küchen Asiens und Afrikas bieten viele gluten- und kuhmilchfreie Speisen. Auch auf Pizza müssen Sie als »Zöli« längst nicht mehr verzichten, denn es gibt in Italien und anderen Ländern bereits die ersten Pizzerias, die glutenfreie Pizza servieren. Die mediterrane, auf Olivenöl und Schafskäse basierende Küche verwendet generell wenig Weizen- und Kuhmilchprodukte, so dass Sie in diesen Ländern sicher geeignete Speisen auf der Karte finden werden. Reiseinfos und Erfahrungsberichte gibt es auf den Internetseiten jeder Zöliakievereinigung.

Auch in den Zeitschriften und Broschüren vieler Hersteller gluten-freier Produkte (Firmen Schär, Hammermühle, Haus Rabenhorst etc., siehe »Nützliche Adressen« auf S. 154 ff.) finden Sie laufend Tipps und Hinweise zu den verschiedensten Situationen, mit denen sich »Zölis« auseinandersetzen müssen. Für Restaurantbesuche hält außerdem jede Zöliakiegesellschaft Kurzinfos in fremden Sprachen bereit (z. B.: »Eine Bitte an den Koch«), die Sie im Ausland vorlegen können. Die Informationen können weiters dabei helfen, glutenfreie Lebensmittel als notwendig zu deklarieren, welche Sie auf Reisen, in Hotels, Freizeitparks, bei Veranstaltungen und dgl. mit sich führen, denn oft ist das nur in begründeten Fällen erlaubt. Auf Flugreisen müssen Sie unbedingt bei der Buchung auf die notwendige Diät hinweisen, meist kann eine Lösung gefunden werden. Trotzdem sollten Sie auf Reisen wenigstens etwas glutenfreies Brot oder Gebäck mitnehmen und am Zoll vorweisen, um Missverständnisse auszuräumen. Immer ist eine ärztliche Bestätigung in Englisch oder der Landessprache nützlich, die erklärt, warum mitgeführte glutenfreie Lebensmittel medizinisch notwendig sind. Ein »Zöliakiepass« oder eine Notfallkapsel enthält ebenfalls die nötigen Angaben. Weitaus nicht alle Flugbegleiter und sonstiges Personal haben Erfahrung mit glutenfreier Diät bzw. Allergien. Für schwere Allergiker ist das Mitführen eines Notfallsets sehr wichtig (Adrenalinspritze, Kortison, Anti-Histaminikum, Asthmaspray – in Absprache mit dem Arzt).

Einladungen oder Feste lassen sich sicher im Vorfeld so gestalten, dass weder der Gastgeber noch Sie selbst in Verlegenheit kommen. Klären Sie unmissverständlich, welche Lebensmittel Sie eventuell selbst mitbringen, was Sie nicht essen oder trinken dürfen. Die Atmosphäre sollte entspannt bleiben, gerade wenn Kinder betroffen sind. Auch hier könnten Sie im Gegenzug einmal selbst zu einer »Glutenfrei-Party« einladen, um mehr Verständnis zu wecken. Es erleichtert die Situation, wenn Sie den Gastgebern mitteilen, wo sie rasch einige glutenfreie Fertigprodukte (Kuchen, Gebäck, Desserts etc.) kaufen können. Sich völlig zurückzuziehen oder aus falscher Rücksichtnahme Diätfehler zu begehen, ist keine akzeptable Lösung.

Alter schützt vor Weizen nicht

Im Seniorenalter die Diagnose »Sprue« – ist so etwas tatsächlich möglich? Ja, durchaus! Auf den Seiten des bekannten Herstellers glutenfreier Produkte, der Firma Schär, berichtet etwa Janina M., geb. 1920, wie der Arzt ihr mit 82 Jahren die Diagnose »Zöliakie« präsentierte. Nach Jahrzehnten, in denen Durchfälle, Unwohlsein, Blutarmut und Depressionen zu ihrem Leben gehört hatten. Nachdem viele Ärzte ihre zunehmenden Beschwerden auf das Alter geschoben hatten. Dazu schreibt sie: »…wenn ich ein bisschen taub werde, mein Gesicht voller Falten ist, dann ist es das Alter – aber diese Schmerzen – nein!«

Ihre Hartnäckigkeit mag Janina M.s Rettung gewesen sein. Viele andere Betroffene werden dieses Glück vielleicht nicht haben, da niemals ein Arzt oder Therapeut und schon gar nicht sie selbst an die Möglichkeit einer Zöliakie/Sprue denken. Janina M. überlegte nach der Diagnose, ob es sich überhaupt noch lohne, in diesem Alter mit einer glutenfreien Diät zu beginnen. Sie glaubte schließlich doch dem Arzt, der ihr versicherte, sie werde mit glutenfreier Kost wieder regelrecht aufblühen. Die Patientin stellte ihre Ernährung konsequent um – mit dem Ergebnis, dass die ärztliche Prophezeiung eintraf und es Janina M. nun besser geht als je zuvor in ihrem Leben. Ihre Geschichte endet damit, dass sie heute, wie sie betont, nach einer gesunden, glutenfreien Mahlzeit zu sich sagt: »Janina, du Glückliche!«[17]

Wie Sie sehen, lohnt es sich nicht nur, in jedem Alter mit der Möglichkeit einer Zöliakie/Sprue zu »rechnen« und von Ärzten und Therapeuten die richtigen Diagnosen einzufordern – es ist auch niemals zu spät für eine glutenfreie Diät und ein endlich beschwerdefreies Leben.

Was darf ich jetzt noch essen – worauf muss ich achten?

Dinkel, Kamut und andere Allergikergetreide

Wenn Sie zwar nicht an Zöliakie/Sprue, aber an einer Weizenallergie leiden, sollten Sie als Erstes feststellen, ob Sie nicht doch die Urweizensorten Dinkel und Kamut vertragen. Sie stellen meist ausgezeichnete, gesunde Alternativen zum üblichen Weich- und Hartweizen dar.

Dinkel hat Charakter

Dinkel (triticum spelta) wird nicht nur in der Hildegard-Medizin hoch gelobt, er ist das Getreide des Bio-Bauern schlechthin. Richtig angebauter Dinkel will keine Düngung, wird bis zu 2 Meter hoch und birgt Gesundheit in Hülle und Fülle. Der harte Spelz (die Getreidehülle) schützt das Dinkelkorn vor Verderb und Umwelteinflüssen. Seine Verarbeitung bereitet mehr Mühe als jene anderer Sorten, aber das Mehl enthält gut verträgliches Eiweiß und ist von besonderer Güte, wie der Magen vieler Weizenallergiker rasch feststellt. Bei einer klassisch-langen Sauerteigführung wird Gluten im Getreide praktisch vollständig abgebaut.

Mit Dinkel zu backen, erfordert etwas Übung. Das Mehl braucht mehr Flüssigkeit, der Teig ist klebrig und geht eher in die Breite. Wichtig ist gutes, wiederholtes Kneten und Quellenlassen (am besten über Nacht). Mit nassen Händen arbeiten! Dinkel liefert neben hochwertigem Eiweiß viele Mineralstoffe, die noch im hellen Mehl zu finden sind. Sie können helles oder Vollkorn-Dinkelmehl für alle Speisen einsetzen, mit oder ohne Ei bzw. Ei-Ersatz. Es gibt auch »Dinkelreis« mit kurzer Garzeit. Grünkern ist unreif geernteter, gedarrter Dinkel, der sich nicht zum Backen eignet, aber für Bratlinge, Suppen oder Aufläufe. Dinkeldrink wiederum kann Milch ersetzen. Dinkel wird auch konventionell angebaut, achten Sie daher beim Kauf auf ein Bio-Siegel (»kbA«).

Kamut – das Getreide der Pharaonen

In den USA, wo 35 Millionen Menschen an Nahrungsmittelallergien leiden, wurden umfassende Versuche mit Kamut-Urweizen durchgeführt. Die IFAA (International Food Allergy Association) kam 1991 zu dem Schluss, dass dieser für die meisten Menschen mit Weizenallergie eine ausgezeichnete Alternative darstellt. Die unter dem Markennamen »Kamut« (Bedeutung: »Seele der Erde«) gehandelte Getreidesorte »QK-77« ist ein uralter Verwandter des Hartweizens, der schon in ägyptischen Gräbern gefunden wurde (er war noch keimfähig!). In diversen Studien reagierten die meisten Teilnehmer mit Weizenallergie nur äußerst schwach oder gar nicht auf Kamut.[18]

Wie Dinkel ist auch Kamut dem Weichweizen im Proteingehalt überlegen, er enthält mehr Vitamin E, Magnesium, Eisen, Zink und vor allem viel Selen, ein antioxidatives, krebsvorbeugendes Spurenelement, das sich im üblichen Weizen fast gar nicht mehr findet. Europäische Böden sind äußerst selenarm, während etwa in Kamut aus der kanadischen Region Saskatchewan außergewöhnlich hohe Selengehalte festgestellt wurden.[19] Schon 200 g Kamut-Brot oder Nudeln decken den täglichen Selenbedarf. Faszinierend finde ich den Zufall, dass in der Provinz Saskatchewan, wo man dieses »Wundergetreide« anbaut, auch jene First Nation People (»Indianer«) siedeln, von denen das Rezept für den Tee »Original Indian Essence« (siehe dort) stammt. Aus dieser Gegend kommt auch sehr hochwertiger Wildreis.

Der niedrige Feuchtigkeitsgehalt von Kamut führt beim Mahlen dazu, dass mehr wertvolle Stoffe im Mehl verbleiben. Günstig ist außerdem der niedrige glykämische Index. Das bedeutet, dass Glukose bei der Verdauung nur langsam freigesetzt wird, was Leber- und Bauchspeicheldrüse entlastet und lange sättigt (siehe dazu auch »Diabetes und Glykoprotein-syndrom«). Somit ist Kamut auch das ideale Getreide für Diabetiker (ohne Zöliakie). Er wird mittlerweile von vielen Weizenallergikern als »das Getreide, das man essen kann« bezeichnet und hat einen unvergleichlichen, leicht nussigen Geschmack sowie ausgezeichnete Koch- und Backeigenschaften. Kamutmehl ist auch in der Vollkornvariante sehr fein und leicht zu verarbeiten. Was die Zöliakie betrifft, so gibt es leider keine Studien darüber, ob Kamut nicht in kleinen Mengen doch verträglich bzw. im Falle einer potenziellen Zöliakie/Sprue statt Weizen empfehlenswert wäre, um die Krankheit erst gar nicht ausbrechen zu lassen.

Roggen

Allergien auf Roggen (Hauptallergen ist das Sec c 1) sind nicht selten. Prüfen Sie, ob eine solche bei Ihnen vorliegt. Roggen ist ein sehr gesundes Getreide, und Roggenbrot wird bei richtiger Sauerteigführung sogar von Roggenallergikern vertragen. Die Qualitäten von Roggen werden aber nur durch richtige Behandlung voll erschlossen, ansonsten ist er schwer verdaulich.

Hafer

Haferbrei (»porridge«) stand Jahrhunderte lang auf jedem Frühstückstisch, bevor Weizenbrot in Mode kam. Vermutlich schadet reiner Hafer bei Zöliakie nicht, nur enthält er in unseren Breiten leider Weizenspuren. Als Weizenallergiker vertragen Sie Hafer so gut wie sicher. Schon 100 g täglich decken einen Großteil des Eiweißbedarfs, liefern dazu viel Linolsäure (senkt Cholesterin), B-Vitamine, Kalzium und Eisen. Nutzen Sie jedenfalls Hafermehl (»Hafermark«) und Flockenprodukte, aber auch Haferdrink (»Oatmilk«) und Hafersahne als gesunden Milchersatz. Es gibt auch schon sortenreinen Import-Hafer, der bei Zöliakie gegessen werden darf (Bezugsquellen bei der Zöliakiegesellschaft erfragen).

Gerste

Gerste ist das älteste Getreide der Menschheit, so auch der Einwohner Tibets und Chinas, da sie noch in großen Höhen gedeiht. Mit Gerste lassen sich schmackhafte Bratlinge, Eintöpfe oder Fladenbrot zubereiten. In allen Gerstenprodukten stecken viel Vitamin A, B und E sowie Mineralien und Spurenelemente (viel Kieselsäure, sogar Jod und Fluor). Aus abgekochter Gerste und Zitrone macht man das berühmte »Barley Water«, ein heilsames Getränk. Gerste eignet sich zum Keimen (schmeckt süß); Gerstenmalz wird jedoch immer mehr zum Allergieauslöser, je breiter es eingesetzt wird. Bei Zöliakie ist Gerste auf jeden Fall zu meiden.

Wildreis

Als Weizenallergiker sollten Sie auch hochwertigen, biologisch geernteten Wildreis (eigentlich das Wassergras »Zizania aquatica«) kosten. Er schmeckt köstlich nussig und wird gerne mit Reis gemischt. Wildreis ist reich an hochwertigen Proteinen und günstig für Diabetiker. Ob Wildreis bei Zöliakie schadet, ist strittig – ich würde es eher bezweifeln.

Glutenfreie Körnervielfalt

Wie Sie rasch bemerken werden, stimmt es nicht, dass Sie bei Zöliakie/Sprue »gar nichts mehr« essen dürfen. Die Vielfalt gesunder, glutenfreier Getreide, Gräser und Körner bleibt in der üblichen Kost bei weitem ungenutzt. Nun haben Sie Gelegenheit, viele bisher unbekannte Genüsse zu erproben. Sehen Sie es als aufregendes Küchenabenteuer, das gleichzeitig Ihrer Gesundheit dient.

Amaranth

Die Körner dieses Fuchsschwanzgewächses waren ein eiweißreiches Hauptnahrungsmittel der Inka und Azteken. Sie enthalten sehr viel Kalzium, Magnesium und Eisen sowie die Aminosäuren Lysin und Methionin, welche sonst nur tierische Lebensmittel in dieser Menge liefern. Methionin verhindert eine Leberverfettung, schützt das Leber- und Nierengewebe und senkt schädliches Cholesterin. Sie können die winzigen

Amaranthkörner unter Reis oder Hirse mischen (erleichtert das Kochen), ein Teil Amaranthmehl verfeinert Brot und Gebäck. Gepoppt schmeckt Amaranth in Müsli oder pur.

Buchweizen

Buchweizen, auch Heidekorn oder Heiden genannt, ist ein Knöterichgewächs, also kein Getreidegras. Er galt lange als Arme-Leute-Essen, ist jedoch reich an Vitalstoffen, wichtigen Aminosäuren (Lysin, Tryptophan), Kieselsäure (gut für Haare und Nägel), Rutin (gefäßschützend) und Lezithin (»Gehirnnahrung«). Er ist Hauptzutat vieler landestypischer Gerichte, die Sie in Kochbüchern finden: russische »Blinis« und französische »Galettes« (Pfannkuchen), steirischer »Sterz« oder Buchweizentorte. Ganzer Buchweizen schmeckt hervorragend als Beilage, in Bratlingen oder Suppe. Bei Zöliakie nur Mehl mit dem Vermerk »glutenfrei« kaufen.

Braunhirse

Braunhirse enthält besonders viele wertvolle Mineralien, ist aber schwerer verdaulich als normale Hirse. Sie eignet sich sehr gut als Beigabe zu Brotrezepten oder mit Pflanzenmilch, Mandelmus und Honig als Frühstücksbrei. Nur kleine Mengen kaufen, Hirse wird schnell ranzig.

Hirse (Rispenhirse)

Hirse ist das Getreide mit den meisten Mineralstoffen (Kalzium, Magnesium, Fluor, Eisen, Kieselsäure). Hirsegerichte sind »Schönheitspflege von innen«. Allergien sind so gut wie unbekannt. Sie können in fast allen Reisrezepten auch Hirse verwenden; besonders viele Hirsegerichte bietet die afrikanische Küche. Hirsegrieß und Hirsemehl machen Speisen weicher; reine Hirsenudeln zerfallen leicht, daher mehr ziehen als kochen lassen. Es gibt auch Hirsemilch.

Mais

Polenta (hochgelb) und gewöhnlichen Maisgrieß (hellgelb) nimmt man für viele Gerichte, von Suppe und Auflauf bis zur »Pizza«.Versuchen Sie auch die vielen köstlichen mexikanischen Gerichte. Feines Maismehl macht Speisen krümelig, lockert aber auch. Sie sollten wegen möglicher Allergien Maisprodukte jedoch nicht im Übermaß essen und auf Gentechnikfreiheit achten. Bei Zöliakie nur Maismehl und -grieß mit dem Vermerk »glutenfrei« kaufen.

Quinoa (gesprochen Ki-en-wa)

Dieses Gänsefußgewächs (auch Reismelde oder Andenkorn genannt) ist der gesunde »Zwilling« des Amaranth. Das Eiweiß ist von hoher Qualität und wichtig für die glutenfreie und vegane Ernährung. Quinoa enthält wie Amaranth viele Omega-3-Fettsäuren, viel Magnesium, Kalzium, Eisen und Zink. Es eignet sich gut zum Ankeimen. In den meisten Rezepten kann man Reis oder Hirse durch Quinoa ersetzen und Suppen, Aufläufe, »Risotto« oder mit dem Mehl Pfannkuchen zubereiten. Quinoakörner vor dem Kochen immer in einem Sieb heiß waschen, da sie bittere Saponine enthalten. Deshalb sollte man Quinoa Kleinkindern noch nicht geben.

Reis

Die unzähligen Reisrezepte aus aller Welt, von Risotto bis Paella, werden nie langweilig – probieren Sie alle Reissorten und Gerichte mit glutenfreien Zutaten aus. Dicke Reisnudeln brauchen eine längere Kochzeit, haben aber ausgezeichneten Biss, feine schmecken gut in Suppen. Reisgrieß und Reismehl machen Speisen eher härter und fester. Vollreis (Braunreis) ist sehr gesund und leicht verdaulich, verdirbt aber schnell. Er schmeckt ausgezeichnet in Suppe, Eintopf oder Bratlingen und enthält besonders viel Kalium und B-Vitamine. Achten Sie auch bei Reis auf gute, gentechnikfreie Qualität. Reisflocken eignen sich gut für Auflauf oder Milchreis. Reiswaffeln sind ein beliebter Snack zum Mitnehmen. Nutzen Sie Reissirup zum Süßen und Reisdrink als Milchersatz.

Teff

Teff ist eine bis zu 3000 Jahre alte Zwerghirseart aus Äthopien. Sie wird in Holland unter dem Namen »Eragrain« angebaut, wobei man auf absolute Reinheit auch bei der Verarbeitung achtet. Teff ist nur als Mehl oder Brot (hell und dunkel) im Handel. Daraus gebackenes Brot kommt dem Geschmack normaler Brote sehr nahe. Teff enthält nur wenig Phytinsäure und ist daher gut verdaulich. Es liefert viel hochwertiges Protein (besonders Lysin), Kalzium, Kalium, Eisen und Zink bei niedrigem glykämischem Index. Teffprodukte sättigen also lange, sind günstig bei Diabetes und sogar für Multiallergiker. Der Geschmack ist nussig und etwas süß. Erhältlich ist Teff z. B. von Nantury (siehe Anhang).

Und auch das schmeckt ...

Glutenfreie Nudeln

Es gibt viele Hersteller, die glutenfreie Nudeln im Angebot haben. Meist bestehen sie aus Mehlmischungen. Es gibt aber auch Reisnudeln, Glasnudeln (aus Mungbohnenmehl), reine Maisnudeln (gut für mexikanische Rezepte), reine Hirsenudeln (nicht sehr stabil beim Kochen) oder Buchweizennudeln. Sogar Tofu wird in Form von Nudeln angeboten. Achten Sie immer darauf, dass keine Weizenmehlanteile enthalten sind. Übliche »Woknudeln« und chinesische Eiernudeln bestehen meist aus Weizen!

Esskastanie (Marone)

Die Kastanie kann gekocht oder gebraten gegessen werden, Flocken oder Mehl eignen sich zum Kochen und Backen. Das Mehl ist vitamin-, aber auch sehr fruktosehaltig und verdirbt leicht. Kastanienreis (Püree) kann für Süßspeisen und Torten oder als Aufstrich verwendet werden. Kastanien sind sehr günstig bei Diabetes. Viele Rezepte finden Sie in Hildegard-Kochbüchern.

Getrocknete Linsen und Erbsen, Kichererbsen, Mungbohnen

Aus all diesen Hülsenfrüchten werden auch Mehle für glutenfreie Speisen hergestellt. Viele Rezepte gibt es in indischen und Ayurveda-Kochbüchern. Kichererbsenmehl eignet sich gut für Ausbackteig oder Fladenbrote. Getrocknete Erbsen sind zum Ankeimen, für Eintöpfe und Suppen gut geeignet. Das Mehl wird gerne in glutenfreien Nudeln und Backmischungen verwendet. Auch Kichererbsen enthalten pflanzliche »Hormone« für Frauen im besten Alter – es muss nicht immer Soja sein.

Alltag ohne Gluten

Die Diagnose »Zöliakie/Sprue« bringt erst einmal Erleichterung, weil damit endlich klar ist, wie man seinen Beschwerden begegnen kann. Doch erst wer Gluten meiden muss, erkennt, wie allgegenwärtig es im Alltag ist. Das müssen »Zölis« künftig beachten:

Bewahren Sie glutenfreie Lebensmittel, vor allem Brot und Mehlerzeugnisse, streng getrennt von glutenhaltigen auf. Sie dürfen nicht zusammen verarbeitet, gekocht, auf derselben Unterlage geschnitten, mit demselben Löffel serviert oder im selben Gerät, im selben Kochwasser oder Öl zubereitet werden. Bei Toastern sollten Sie das glutenfreie Fach deutlich kennzeichnen, noch besser ein eigenes Gerät anschaffen. Glutenfreies Brot und Gebäck immer getrennt lagern. In Butter, Marmelade oder Honig darf kein »glutenverseuchtes« Besteck gelangen – teilen Sie Portionen ab. Kochlöffel und anderes Gerät sorgfältig waschen bzw. nur für glutenfreie Gerichte verwenden. Holzbretter und Holzkochlöffel meiden, da sie schwer zu reinigen sind.

Für Notfälle (Krankheit etc.) einen sinnvollen Vorrat an fertig gekochten, glutenfreien Speisen, Brot, Brötchen, Kuchen (alles tiefgekühlt), Nudeln, Keksen, glutenfreiem Ketchup, Senf und Gewürzen anlegen. Glutenfreies Paniermehl, Knödelbrot, Zwieback, Löffelbiskuits, Toast und Knäckebrot (z. B. von Schär) können den Alltag ebenfalls erleichtern. Ersetzten Sie oft verwendete Produkte in Ihrem Haushalt konsequent durch diese glutenfreien Alternativen, so vermeiden Sie leichter Pannen und Diätfehler. Aufbewahrungsbehälter und gefrorene Waren deutlich kennzeichnen.

Zöliakie: du darfst – du darfst niemals ...

Auf einen Blick sehen Sie hier, welche Vielfalt an Lebensmitteln Ihnen künftig noch immer offensteht. Sie werden viele neue Genüsse und Kochideen entdecken.

Glutenfrei sind folgende Lebensmittel:

* Alle mit dem Vermerk »glutenfrei« (engl. »glutenfree«) oder der durchgestrichenen Ähre gekennzeichneten Produkte. Produkte mit ausschließlich glutenfreien Zutaten, ohne Hinweis auf enthaltene Glutenspuren, können ebenfalls als sicher angesehen werden
* Quell- und Mineralwasser, reine Fruchtsäfte, Tee, Kaffee und Kakao ohne Zusätze, Wein, Whiskey, Wodka
* Fleisch und Fisch (frisch oder tiefgekühlt), Meeresfrüchte ohne Zusätze, Eier, reines Corned beef
* Milch und unverarbeitete Milchprodukte wie Dickmilch, Naturjoghurt, Quark, saure Sahne, Kefir, Schlagsahne etc.
* Reis, Mais, Hirse (auch Sorghum), Teff, Buchweizen, Quinoa, Amaranth und daraus hergestellte Stärke, Mehle, Gries oder Schrot (auf einen Vermerk möglicher Verunreinigung achten!). Höchstwahrscheinlich ist auch Wildreis bei Zöliakie geeignet
* Dickungsmittel: Kartoffelmehl, reine Maisstärke (Mondamin), Guarkernmehl, Johannisbrotkernmehl, Pfeilwurzelmehl, Kuzu, Tapioka und reines Sago, Tarakernmehl
* Obst, Frischgemüse (Tiefgekühltes nur ohne Zusätze oder wenn sicher glutenfrei), Kartoffeln, Yamswurzeln, Topinambur, Süßkartoffeln, Kochbananen etc.
* Trockenfrüchte ohne Zusätze und Trennmittel
* Kastanien(-mehl), Nüsse, Mandeln, Flohsamen (»Fiber husk«) und andere Samen und Kerne, wie Sesam, Sonnenblumen- und Kürbiskerne, Leinsamen, Mohn, Mandel- und Nussmuse, reine Erdnussbutter und Erdnüsse (Achtung bei Allergien!), Pistazien, Pinienkerne, Zedernüsse
* Hülsenfrüchte (Bohnen, Linsen, Erbsen, Kichererbsen, Mungbohnen und dgl.) und daraus hergestellte Mehle, Süßlupine(nmehl)

- Hochwertige, naturbelassene Öle und Fette (natürliches Kokosfett), reines Butterschmalz (»Ghee«), Reformmargarine (gluten- und milchfrei) – tierisches Schmalz ist nicht günstig!
- Kokosmilch und reine Kokosflocken, reines Kakaopulver
- Sojabohnen und Produkte aus Soja ohne glutenhaltige Zusätze (Tofu, Tempeh, Sojasahne etc.)
- Sprossen und Keimlinge aus glutenfreien Samen (Kichererbsen, Erbsen, Linsen, Mungbohnen, Sojabohnen, Bockshornklee, Rettich, Kresse etc.)
- Frische und getrocknete Pilze, Speise- und Mikroalgen (rein)
- Marmelade, weißer Haushaltszucker, reiner Honig, Sirup, Agavendicksaft, Malzzucker (Maltose), Maltodextrin und Zuckerkulör (E 150 a–d) gelten als unbedenklich, ebenso Weizensirup (siehe aber »Glykoproteinsyndrom«)
- Frische Hefe und Flockenhefe ohne Zusätze (Hefeallergie beachten), glutenfreies Backferment, Pottasche, Hirschhornsalz, Natron

Gluten ist enthalten in:

- Weizen, auch allen Abkömmlingen und Ursorten (Dinkel und Grünkern, Einkorn, Emmer, Kamut), Roggen, Triticale, Gerste, nicht sortenreinem Hafer
- allen Erzeugnissen aus diesen glutenhaltigen Mehlen, wie Brot, Gebäck und Kuchen; natürlich auch in solchen Mehlmischungen, Schrot, Grieß, Bulghur, Couscous, Grütze, Graupen, Perlweizen, Kleie, Müsli, Waffeln, Paniermehl, Knödelbrot, Fertigteig, Pizza, Nudeln, Spätzle, Dinkelreis, Dinkelmilch, Dinkelbier, Dinkelkaffee
- Gerstenmalz; somit auch in Bier, Malz- und anderem Getreidekaffee, Ovomaltine, Gerstenmiso, auch Gerstengras(saft), »Barley water«
- Bierhefe, Sauerteig, üblicher Weizenstärke (auch die hochreine Primastärke besser meiden)
- Keimlingen aus glutenhaltigen Körnern, daher für die Sprossenzucht nur glutenfreie Körner nehmen (siehe unten), Weizengras, Gerstengras(saft)
- Weizenkeimen und Weizenkeimöl
- »Weizenfleisch« (Seitan), dies ist reines Weizengluten!

- Oblaten und – so seltsam es anmutet – denken Sie auch an Hostien. Sie enthalten normalerweise Gluten, können aber auch glutenfrei hergestellt werden. Sprechen Sie darüber mit Ihrem Seelsorger.
- Salzteig (so gut wie immer aus Weizenmehl)

Gluten kann enthalten sein in:

- Hafer, da leider meist mit anderen Getreidekörnern durchsetzt (hochreiner Importhafer wäre in Kleinmengen unbedenklich)
- verarbeiteten Fleischprodukten (»Formfleisch«), Schinken, Wurst, Leberkäse, Aufstrichen und ähnlichen Fleischerzeugnissen
- verarbeiteten Milchprodukten: Eiscreme, Fruchtjoghurt, Fertigpudding und Cremes, Käse jeder Art, Billigmargarine (enthält meist auch Milch)
- Sojaprodukten, die nicht als glutenfrei deklariert sind (Produktangaben beachten), auch Sojamilch kann Glutenspuren aus der Herstellung aufweisen
- Konserven aller Art, Gluten kann sogar im Saft von reinen Obst- oder Gemüsekonserven oder im Sud von Essiggurken enthalten sein
- Tiefkühl-Fertig- und Halbfertigwaren wie z. B. Gemüsezubereitungen, Pommes frites, Bratkartoffeln, Chips und dgl.
- unzähligen Fertig- und Halbfertigprodukten: Fertigsuppen und -saucen, Fix-Produkte aller Art, Fertigpüree, Bratlingsmischungen, Streuwürzen, Suppenwürfel und Suppenpasten, Miso (siehe unten)
- Mayonnaise, Senf, Ketchup, Salat- und Würzsaucen, Marinaden, Sojasauce und dgl.
- allen Produkten, die Gerstenmalz enthalten
- Schokoladeerzeugnissen, Süßigkeiten
- Likören und Spirituosen
- Bio-Backhefe (meist auf Weizen gezüchtet), Backpulver, Vanillinzucker, Kaffeeweißer
- Medikamenten (meist in der Drageeumhüllung) und Nahrungsergänzungsmitteln, Vitamin- und Mineralstoffpräparaten, manchen Pilz- und Kräuterextrakten
- Kosmetika: zum Beispiel in (Kinder-)Zahncremes oder in Lippenstiften

Achtung bei Klein- und Schulkindern: meist findet sich Gluten auch in Kinder-Knetmasse oder Fingerfarben. Möglichkeit des Verschluckens beachten!

Ziehen Sie immer die Listen der Zöliakiegesellschaften zu Rate, oder fragen Sie schriftlich direkt beim Hersteller eines Produkts oder Medikaments nach.

Achtung Falle!

Wichtig zu wissen – auch für Weizenallergiker:

- Brote oder Teigwaren, die als »Dinkelbrot« oder »Dinkelnudeln« ausgewiesen sind, enthalten meist noch Weizenanteile. Lesen Sie daher die Zutatenliste genau oder fragen Sie nach!
- Kaufen Sie Mehl aus glutenfreien Körnern im Fachhandel, da es sonst verunreinigt sein könnte (z. B. Reis- und Maismehl aus Asialäden).
- Joghurt kann Weizeneiweiß als »Gleitmittel« enthalten.
- Säfte mit Vitaminzusatz und »Aroma« können als Trägerstoff Gluten (und Laktose) enthalten; auch »Frühstückssäfte« enthalten oft Getreideanteile.
- »Fruchtzubereitung«, »Gewürzmischung« oder »Aroma« bedeutet fast immer Gluten (und Laktose).
- Fettreduzierte »Light-Produkte« enthalten fast immer Gluten, Laktose und künstliche Süßstoffe.
- Rosinen oder geriebener Käse können als »Trennmittel« Weizenmehl oder -stärke enthalten.
- Roquefort-Käse: der Edelschimmel wird auf Brot gezüchtet und ist daher glutenhaltig.
- Malz und Malzextrakt sind normalerweise aus Gerste, nur Reis- oder Maismalz ist glutenfrei.
- Der Trägerstoff aromatisierter Tees kann ebenfalls Gluten sein.
- Seitan (»Weizenfleisch«, »Wheaty«) besteht aus reinem Weizengluten! Als veganes Reformprodukt ist es beliebt, bei Zöliakie und Weizenallergie muss es gemieden werden.

- Sojasauce: die Sorte »Shoyu« enthält Gluten, die Sorte »Tamari« ist glutenfrei.
- Paidol ist ein Schweizer Produkt (»Mehl«) aus Weizengrieß und Stärke.
- Geräucherter Speck und Schinken: zuweilen beschleunigt das Einspritzen glutenhaltiger Chemikalien ins Fleisch den Räuchervorgang!
- Bügelstärke kann Gluten enthalten, Vorsicht beim Kontakt.

Diese Produktangaben weisen auf Gluten hin:

Aroma, Trennmittel, Farbstoff, Backtriebmittel, Stärke und modifizierte Stärke (kann ohne Angabe Weizenstärke sein), Verdickungsmittel, Frucht- oder Gewürzzubereitung, Malz(-extrakt), Natur- oder Vitalkleber, Urkorn, (Weizen-)Protein, Getreidemehl, Aleuronat (ein Handelsname für Gluten), hydrolisiertes Weizeneiweiß (Schädlichkeit fraglich – vermeiden Sie es).
Die Grundregel bei Zöliakie/Sprue heißt leider: »Im Zweifel nie!«

Falls Sie nach einer Umstellung auf glutenfreie Kost immer noch mit gewissen Nahrungsmitteln Probleme haben, denken Sie daran, dass Sie auch allergisch auf diese sein könnten. Ein ausführlicher IgG-Bluttest mit nachfolgender Beratung bzw. Auslass- oder Rotationsdiät kann hier eine echte Hilfe sein (z. B. »FoodSCAN« – siehe Anhang).

Durchkreuzte Ähre – kompetente Hilfe

Wenn Sie oder Ihr Kind von Zöliakie/Sprue oder einer Getreideallergie betroffen sind, sollten Sie Mitglied in der Zöliakievereinigung Ihres Landes bzw. Bundeslandes werden (Adressen siehe Anhang). Sie erhalten dort eine Fülle wichtiger Informationen sowie ständig aktualisierte Lebensmittellisten, die Ihnen den Einkauf erleichtern und auch landestypische glutenfreie Produkte nennen. Egal, ob Sie wissen wollen, wo man als »Zöli« unbeschwert Urlaub macht, welche Lokale sicher glutenfreie Kost servieren oder welche Kosmetika, Medikamente und Zahncremes kein Gluten enthalten, die Zöliakievereinigung hilft weiter. Sie finden die günstigste Einkaufsmöglichkeit, lesen Erfahrungsberichte oder bekommen Antwort auf Fragen zu Diagnostik, Diät, »Behördenkram« und Steuervergünstigungen. Jede Vereinigung hat Foren und ähnliche Möglichkeiten des Austausches für alle Altersgruppen eingerichtet, dazu gibt es immer aktuelle Veranstaltungshinweise, Broschüren sowie viele Anregungen für Kinder. Es werden Treffen, Koch- oder Backkurse organisiert. Sicher gibt es auch lokale Zöliakievereine oder Selbsthilfegruppen in Ihrer Nähe. Am wichtigsten ist, sich klar zu machen: Sie bzw. Ihr Kind sind mit dieser Situation nicht allein!

Von der Österreichischen Arbeitsgemeinschaft Zöliakie stammte der Anstoß zur deutlichen Kennzeichnung von Gluten, die nun EU-Standard und weltweit gültig ist. Das allgemein verwendete Symbol für Lebensmittel ohne Gluten ist die durchgestrichene Ähre in einem Kreis. Auch der Hinweis »glutenfrei« ist nur auf Produkten erlaubt, die sicher kein Gluten enthalten. Die 12 häufigsten Allergene, darunter glutenhaltige Getreide, Milch und Laktose (Milchzucker), müssen seit 2005 auf allen Produktverpackungen ausdrücklich genannt werden. Aus Haftungsgründen wird von vielen Herstellern der Hinweis: »Kann Spuren von … enthalten« auf Lebensmitteln angebracht, welche die betreffende Zutat nicht unbedingt enthalten müssen. Bei Zöliakie/Sprue und sehr starker Weizenallergie sind aber auch solche Produkte verboten.

Aller Anfang ist leicht – Küchenpraxis und Rezepte

Gewohntes ersetzen – Neues genießen

Ich maße mir nicht an, Ihnen jedes Stückchen Fleisch auszureden. Ich hoffe aber, Sie bekommen Lust, öfter einmal Rezepte ohne tierische Zutaten auszuprobieren.

Vegetarisch/vegan und glutenfrei zu essen, erfordert etwas Überlegung, ist aber nicht so schwierig, wie es aussieht. Um (selten vorkommende) Mängel an Vitamin B_{12} oder Eisen zu vermeiden, stehen Ergänzungsprodukte zur Verfügung – zum Beispiel das englische Präparat VEG 1 (siehe Internetadressen). Zur Orientierung: Veganer essen oder tragen überhaupt keine Produkte vom Tier, Vegetarier essen auch Milchprodukte und/oder Eier sowie Honig. Wer Fisch und Meeresfrüchte verzehrt, ist kein Vegetarier!

Und so kann die »neue« Küchenpraxis aussehen:

Milch und Milchprodukte ersetzen

Bei einer echten Allergie bzw. Kaseinempfindlichkeit oder bei Zöliakie/Sprue kann tierische Milch durch eine Reihe pflanzlicher »Milchdrinks« ersetzt werden:

Dinkel- und Haferdrink (nur bei Weizenallergie, nicht bei Zöliakie!), Sojadrink, Reisdrink, Hirsedrink, Kokosmilch, Mandel- und Nussmilch (kann aus allen Nüssen, Mandeln, Sesam etc. hergestellt werden – eine Anleitung finden Sie im Buch von Susanne Strasser, siehe S. 173). Mit einem Sojamilchbereiter (z. B. dem »Vegan Star«) geht es kinderleicht. Von jeder Pflanzenmilch (die jetzt »Drink« heißt, denn nur Tiermilch darf im Handel noch so bezeichnet werden) lässt sich auch Joghurt herstellen. Aus Soja gibt es die ganze Palette an »Milchprodukten«: von Sahne, Schlagsahne über Quark (weichen Seidentofu) bis zu festem Tofu oder Würstchen. Ausgezeichnete Produkte gibt es von den Firmen Alpro, Joya, Natumi, Provamel oder Soyana. Für Käse in jeder Form (Schmelzkäse, Parmesan etc.) gibt es ebenfalls Ersatzprodukte. Kosten Sie sich einfach durch das Angebot. Wer Soja nicht verträgt, kann »Lopino« aus dem Mehl der Süßlupine probieren. Reformhäuser und spezielle Versandshops bieten eine riesige Produktauswahl (beachten Sie bei Produkten aus England die Aufschrift »dairy-free« = milchfrei). Adressen und Bücher zum Thema finden Sie im Anhang.

Eier ersetzen

Nicht nur bei erhöhten Cholesterinwerten sollte der Konsum von Eiern im Rahmen bleiben, denn sehr viele Produkte enthalten ohnehin Ei-Anteile. Kaufen Sie nur Eier von freilaufenden, natürlich gefütterten Hühnern – Sie tun es auch für Ihre Gesundheit! Eier zu ersetzen ist aber nicht schwer, für die Ernährung sind sie entbehrlich.

Ei-Ersatz aus Soja, Mais- und/oder Kartoffelstärke oder Lupinenmehl erhalten Sie in Reformhäusern oder bei Versandshops für vegane oder glutenfreie Ernährung. Achtung: es gibt auch tierischen Ei-Ersatz (»Dotterfrei«)! Wählen Sie nur ein pflanzliches Produkt mit oder ohne Soja. Ei-Ersatz wird mit Wasser angerührt und in Rezepten wie eine Ei-Masse verwendet. Man kann ihn aufschlagen und sogar Rührei davon zubereiten. Eier lassen sich in Rezepten auch durch passende flüssige Zutaten ersetzen bzw. manchmal auch weglassen, wenn es sich nur um 1–2 Eier handelt (vor allem in Brot). Als Ersatz dient

- in pikanten Rezepten:
  1–2 EL vollfettes Sojamehl plus die doppelte Menge Wasser oder Pflanzenmilch (bindet). Kleine Mengen Tofu, geriebene Kartoffel oder Zucchini (lockert). Für Bratlinge eignet sich auch Tomaten-, Paprikamark (»Ajvar«) oder Tofu zum Lockern, zum Binden eine beliebige glutenfreie Mehlart, glutenfreies Paniermehl, Nüsse und Samen etc.

• in süßen Rezepten und Kuchen:
  60–80 g Apfelmus, pürierte Banane, eingeweichte und pürierte Tro-
  ckenaprikosen (z. B. für Muffins) – und etwas mehr Backpulver.
  Ab 4 Eier: z. B. 150–160 g Flüssigkeit und 1 g Johannisbrotkernmehl
  bzw. nach Herstellerangabe; bis 3 Eier: je 1 EL Sojamehl plus 2 EL
  Wasser oder Pflanzenmilch, bei Pfannkuchen auch Mineralwasser.

Als Masse entsprechen in Rezepten 2 EL glutenfreies Mehl (kein Soja),
1 TL Öl, 2 EL Wasser oder Pflanzenmilch und 1 TL Backpulver etwa
einem Ei. Werden Sie kreativ und experimentieren Sie selbst! Unter
www.3pauly.de finden Sie eine Broschüre über das Backen mit Ei-Ersatz.
Lesen Sie auch ein Buch über veganes Backen – Sie werden staunen.

Welches Fett?

Butter (in Maßen auch für viele Milchallergiker verträglich) kann als
Streichfett durch pflanzliche, gluten- und milchfreie Reformmargarine,
aber auch durch erstklassiges, natives Kokosfett ersetzt werden. Für Marinaden und zum Kochen eignet sich die ganze Palette wertvoller Pflan-
zenöle (natives Olivenöl, Sonnenblumenöl, Traubenkernöl, Saflor- oder
Rapsöl, echtes »schwarzes« Kürbiskernöl etc.), zum Pfannenrühren und
Kurzbraten außerdem Sesamöl oder natives Kokosfett. Billigmargarine
enthält Milchbestandteile und künstlich gehärtete Fette, manchmal sogar
Fischöle. »Diätfette« sind überflüssige Kunstprodukte, die meist Gluten,
Milch und dazu noch Konservierungsmittel enthalten. Bei einer Sojaallergie muss auch die Margarine ohne Soja sein.
    Probieren Sie einmal die folgenden Öle mit hohem Gehalt an Omega-
3-Fettsäuren: natives Olivenöl (»Jungfernöl«), Walnussöl, Bio-Leinöl,
Hanföl, Zedernussöl oder Arganöl (diese Öle nicht erhitzen). Allergiker
müssen auf die betreffenden Nuss- und Samenöle verzichten!
    Die für Zöliakiebetroffene mit schweren Darmproblemen empfohle-
nen MCT-Fette sind Kunstnahrungsmittel für Notfälle. Als mögliche
Alternative bietet sich natives Kokosfett an. Naturbelassenes Kokosfett
(Virgin Coconut Oil – VCO) aus biologischem Anbau ist, obwohl hoch-
gesättigt, äußerst gesund und leicht verdaulich, daher auch bei Zölia-

kie/Sprue von Vorteil. VCO mindert Hungergefühle und beugt so Übergewicht vor. Es ist unraffiniert, enthält kein Cholesterin, keine Transfettsäuren und wird über 25 Grad von selbst flüssig. Es kann fast ohne Qua-
litätsverlust erhitzt werden, ist somit ein ideales Fett zum Braten und für
Wok-Gerichte, ebenso wie pur als Brotaufstrich. Zugleich haben Sie
damit ein wunderbares, natürliches Kosmetikum zur Gesichts- und Körperpflege.

Womit süßen?

Als gesunde Süßungsmittel eignen sich Honig, Ahornsirup (Grad A),
nativer Rübensirup, Ursüße und Natur-Melasse (leider starker Eigengeschmack), Reissirup und Agavendicksaft (schon für Kleinkinder geeignet)
oder Rohrrohzucker (nicht so hochwertig). Weißer raffinierter Rüben-
zucker, Gelbzucker, Kandis etc. sind bei Zöliakie/Sprue oder Allergien
zwar nicht schädlich, sollten aber sehr sparsam verwendet werden. Naturbelassenen Honig bester Qualität verwenden (nicht für Babys), reine
Akazien-, Klee- und Sonnenblumenhonige haben am wenigsten Eigengeschmack. Honig möglichst nicht erhitzen. Eingeweichtes, püriertes Tro-
ckenobst (glutenfrei und ungeschwefelt!) süßt Müsli oder Brei. Zu viel
Zucker schadet der Energie von Milz und Magen, was auf lange Sicht
immer krank macht, weil es wiederum die Nierenenergie (unsere essenzielle Lebensenergie) schwächt.

Verzichten Sie auf Frucht- und Traubenzucker bzw. versuchen Sie
Fruktose-/Glukose-Sirup zu meiden (leider ist er sogar in manchen Soja-
und Reformprodukten enthalten). Bei einer Pilzbelastung des Darms sind
fast alle Süßungsmittel verboten. Verwenden Sie dann am besten Stevia.
Stevia rebaudiana ist ein Chrysanthemengewächs; es gibt die Pflanze
auch in Gartencentern (braucht viel Licht und Wärme). Die Blätter enthalten natürliches Steviosid, das die 300fache Süßkraft von Zucker
besitzt (1 TL Steviapulver entspricht 250 g Zucker!). Stevia ist kalorien-
frei, völlig unschädlich und beeinflusst den Blutzuckerspiegel nicht. In
Japan hat es einen Marktanteil von über 50 Prozent, in Europa ist es
nicht als Süßstoff zugelassen (raten Sie mal, warum …), wird aber als
»Kosmetik- oder Dentalprodukt« verkauft.

Ein Wort zum Salz

Verwenden Sie das richtige Salz: es muss nicht aus dem Himalaya stammen, aber nehmen Sie natürliches Meersalz oder Steinsalz ohne Zusätze bzw. nur mit Meeresalgen angereichert. Künstlich jodiertes und fluoridiertes Salz sollten Sie aus der Küche verbannen. Wir konsumieren es ohnehin mit Tiefkühl- und Fertigprodukten oder Backwaren. Es gibt starke Unverträglichkeiten auf künstliches Jod und Fluor. Beobachtungen zufolge können diese schwere Gesundheitsprobleme (z.B. Schilddrüsenentzündungen oder Ohrgeräusche/Tinnitus) verursachen. Würzen Sie öfter mit Sojasauce oder Miso. Miso ist eine fermentierte Soja-Suppenpaste; glutenfrei sind die Sorten Hatcho-, Genmai-, Shiro- sowie Soba-Miso. Miso wirkt stark entgiftend und enthält Vitamin B_{12}. In warmem Wasser auflösen und zur Suppe geben – nicht mehr kochen.

Glutenfreie Binde- und Verdickungsmittel

Es gibt zahlreiche Alternativen zu herkömmlichem Mehl, um Speisen zu binden. Probieren Sie je nach Bedürfnis und Vorlieben die folgenden Möglichkeiten aus:

- Mais- und Kartoffelstärke: überall im Handel, doch Achtung: nicht jede Maisstärke ist glutenfrei! Beide Arten werden mit kalter Flüssigkeit angerührt und kurz mit dem Gericht aufgekocht
- Reismehl/Reisschleim: ebenso zum Binden geeignet wie für Babykost
- Sojamehl (vollfett): eignet sich zur Eiweißaufwertung, aber auch als Ei-Ersatz zum Binden. Achtung: verdirbt schnell!
- Bohnenmehl: stabilisiert Teige, z.B. für indische Pfannkuchen. Erhältlich im Hildegard-Versand oder in Asienläden
- Pfeilwurzelmehl (»Arrowroot«): mit Wasser kalt anrühren, dickt bei Hitze ein und bleibt klar; sehr gesund und ohne Eigengeschmack, wirkt im Darm entgiftend. Pfeilwurzelmehl kann Hefe ersetzen: ca. 5 g pro 100 g Mehl; zusammen mit (Soja-)Sahne kann es als Ei-Ersatz dienen
- Johannisbrotkernmehl (E 410): Samen des Johannisbrotbaumes aus

dem arabischen Raum, erhältlich z. B. als »Biobin« oder »Nestargel«; nach Anleitung zu verwenden

- Guarkernmehl (E 412): aus der Guarpflanze, geeignet für alle Speisen, oft in Mehlmischungen. Achtung: manche Erdnussallergiker zeigen eine Kreuzreaktion auf Guarkernmehl!
- Kuzu: leider teuer; geeignet für Suppen, Saucen oder Cremes, kalt anrühren. Kuzu hilft, den Organismus zu entsäuern, wirkt günstig bei Darmproblemen und Bluthochdruck
- Tapioka und Sago: oft für süße Grütze verwendet, Achtung: Sago, das nicht aus reinem Tapioka besteht, könnte Glutenspuren enthalten!
- Agar-Agar (E 406): aus Rotalgen, ersetzt Gelatine, Verwendung nach Anweisung
- Carrageen (E 407): ebenfalls aus Rotalgen, z. B. für Tortengelees
- Pektin (E 440a): pflanzlich, z. B. aus Apfelfaser, für Marmelade, Gelees und Cremes
- Xanthan: aus Glukose und Hefe, nicht sinnvoll bei bewusster Ernährung, obwohl glutenfrei
- Tragant und Tarakernmehl: findet sich in glutenfreien Fertigprodukten, für die Küche unbedeutend. Meiden sollten Sie Produkte mit »modifizierter Stärke« (E 1410–1450), Weizen-Xanthan (E 415) und Weizen-Ascorbat (E 300–304) sowie Glucono-deltalacton (E 575 – Triebmittel)
- Hochreine glutenfreie Weizenstärke (»Primastärke«): wird industriell verwendet, aber dennoch von einigen Betroffenen nicht vertragen. Übliche Weizenstärke, welche oft auch in Maisstärke gemischt ist, eignet sich keinesfalls bei Zöliakie!

Natürlich können Sie Speisen auch mit einem beliebigen, glutenfreien Fertigmehl binden.

Ein Wort zu Gelatine

Gelatine wird aus Tierknochen und -häuten gewonnen, ist also Fremdeiweiß und höchst unappetitliche Abfallverwertung aus der Fleischindustrie. Da Algen die viel bessere Alternative sind (und angesichts des BSE-

Skandals), fragt man sich, wieso irgendjemand Gelatine noch essen will, zumal es starke Pseudoallergien darauf gibt. Gelatine ist auch in Medikamenten, Impfungen, Infusionen oder Blutverdünnungsmitteln enthalten. Ihre Knorpel und Gelenke können Sie gewiss nicht durch die Einnahme von Gelatinekapseln schützen, wie manche Hersteller behaupten.

Ballaststoffe

Bei Zöliakie/Sprue sind Ballaststoffe für den Darm sehr wichtig, da glutenfreie Mehle wenig davon enthalten. Nutzen Sie diese Beigaben:

- **Erdmandeln (Chufas):** Wurzelknöllchen des Erdmandelgrases (Cyperus esculentus), leicht verdaulich und vitalstoffreich. Erdmandeln können in Rezepten geriebene Mandeln und Nüsse ersetzen, sind geeignet für Kinderkost und fördern die Verdauung. Sie enthalten viel Kalium, Kalzium, Magnesium, Eisen und Zink. Man gibt 1 bis 2 EL in Müsli, Joghurt oder den Frühstücksbrei (z. B. 4 EL geriebene Erdmandeln, 1 zerdrückte Banane, 1 geriebener Apfel und etwas Zitronensaft vermischen, evtl. Pflanzenmilch zugeben). In Spanien ist »Horchata de Chufa« (gesprochen: ortschata de tschufa, »Erdmandelmilch«) ein Nationalgetränk.
- **Flohsamen:** ist der Samen einer Wegerichgewächses (psyllium plantago). Wegen der guten Quelleigenschaften eignet sich Flohsamen ausgezeichnet als natürlicher Ballaststoff sowie zum Auflockern von glutenfreien Broten und Gebäck. Man rührt 1 bis 2 TL in die flüssige Zutat, lässt alles 10 Minuten quellen und verarbeitet den Teig wie gewohnt. Flohsamen werden auch unter der Bezeichnung »Fiber husk« angeboten, bekannt waren sie schon im Mittelalter (siehe »Hildegard-Medizin«). Flohsamen wirkt milder und nachhaltiger als Leinsamen. Man kann ihn auch unter Müsli, Fruchtmus, Joghurt oder Breie mischen. Sehr empfehlenswert bei Reizdarm.
- **Hanfsamen:** sind ein ideales Nahrungsmittel, gerade bei Zöliakie/-Sprue. Sie schmecken fein-nussig, haben einen hohen Gehalt an Ballaststoffen, Mineralien und B-Vitaminen sowie Eisen. Mit dem Mehl kann man Brote und Gebäck anreichern. Sehr günstig ist der

hohe Gehalt an Vitamin E (sonst nur in Weizenkeimen und Weizen-keimöl). Selbstverständlich enthalten Produkte aus Speisehanf keine psychoaktiven Stoffe und sind auch »erlaubt«, was leider nicht einmal noch alle Reformhändler wissen. Sie können in Rezepten 10 bis 15 Prozent der Mehlmenge durch Hanfmehl ersetzen, es eignet sich auch zum Binden für Suppen und Saucen.

- **Rübenballaststoff (»Zuckerrübenkleie«):** verdauungsfördernde Beiga-be zu glutenfreiem Gebäck, zu Frikadellen etc.; aus Zuckerrübenfaser, erhältlich z. B. von der Firma Hammermühle.

Noch mehr über Reformlebensmittel lesen Sie in meinem »Milchbuch«.

Der gesunde Sprossengarten

Wollen Sie Ihrer Gesundheit noch etwas Gutes tun, legen Sie sich ein Keimgerät zu. Es kostet wenig und zaubert auch im Winter frische Vit-amine und Mineralstoffe auf den Tisch. Bei Zöliakie/Sprue dürfen Sie natürlich kein glutenhaltiges Getreide für Ihre Sprossenzucht nehmen. Versuchen Sie nicht nur die übliche Kresse, sondern lassen Sie auch Ret-tichsamen, Linsen und Mungbohnen (die chinesischen »Sojasprossen«), Kichererbsen, Hirse, Naturreis oder Quinoa keimen. Verzehren Sie Sprossen aus gelben Sojabohnen nur gekocht! Das gilt für alle »harten« Bohnensprossen (Kichererbsen etc.) und vor allem für gekeimten Bocks-hornklee. Immer sauber arbeiten, damit sich im Keimgerät kein Schim-mel bildet, und vor dem Verzehr die Sprossen gut abspülen. Zuchtanlei-tung genau befolgen.

Weizenallergiker dürfen sich auch an Gersten- und Hafer- sowie Din-kelsprossen gütlich tun, falls Dinkel vertragen wird. Getreidekeimlinge bilden eine Fülle von Vitalstoffen. So steigt der Vitamin-B-Gehalt von Getreide beim Keimen um bis zu 600 Prozent an; auch Vitamin A, C, E, Eisen und Folsäure sind reichlich vorhanden. Verwenden Sie nur spezielle Keimsamen, keine Gärtnerware (diese ist chemisch behandelt). Sprossen und Keimlinge werten unzählige, pikante und süße Gerichte auf. Lesen Sie ein gutes (Koch-)Buch zu diesem Thema.

Glutenfreies für Einsteiger

Bauen Sie Ihren neuen, glutenfreien Speiseplan am besten rund um erlaubte Grundnahrungsmittel auf, die Sie ohnehin gerne essen: Reis, Kartoffeln und (glutenfreie) Nudeln bzw. Mehlerzeugnisse. So finden Sie in vorhandenen Kochbüchern Rezepte, die Sie umwandeln können oder die bereits gluten- und/oder milchfrei sind. Versuchen Sie, fünf Ihrer Lieblingsgerichte glutenfrei (und vielleicht auch vegetarisch/vegan) zu kochen, dann fügen Sie nach und nach weitere Rezepte hinzu. Weizenallergiker dürfen natürlich statt glutenfreier Getreide je nach Verträglichkeit auch Produkte aus Dinkel, Kamut, Roggen, Gerste oder Hafer in den Rezepten verwenden. Im Folgenden finden Sie einige Vorschläge, die bestimmt der ganzen Familie schmecken.

Über die Zutaten:

Unter Suppenwürze verstehe ich immer pflanzliche, gluten- und milchfreie Produkte ohne Glutamat und Hefeextrakt; bei Sojasauce sind ebenfalls immer glutenfreie Sorten gemeint.

Kokosöl bezieht sich auf natives Kokosfett von erstklassiger Qualität (VCO – siehe oben).

Pflanzenmargarine ist immer gluten- und milchfreie Reformmargarine, bei Verträglichkeit können Sie auch Butter oder indisches »Ghee« (Butterschmalz) verwenden.

Wollen Sie kasein- bzw. milchfrei essen, wählen Sie nur laktose- und milcheiweißfreie Zutaten. Verwenden Sie nur laktose- und glutenfreie Curry- oder andere Gewürzmischungen, die Sie als (Kreuz-) Allergiker vertragen.

TL: Teelöffel
EL: Esslöffel
l: Liter

Glutenfreies zum Frühstück

Glutenfreie Müslimischungen, glutenfreies Brot mit gluten- und milch-freier Margarine, Marmelade (rein!), Honig oder glutenfreiem Nuss- oder Mandelmus, gluten- und milchfreiem Schoko- oder Fruchtaufstrich (z. B. von Rapunzel oder Zwergenwiese). Sehr gut ist der Frühstücksbrei »Morgenstund'« nach Jentschura (siehe Anhang) aus Hirse, Buchweizen, Früchten und Samen.

Als Flüssigkeit passt Joghurt (glutenfrei aus Soja oder Nüssen) oder »Bananenmilch« aus etwas Wasser oder Pflanzenmilch mit pürierten Bananen. Warmen Brei kocht man wie »Porridge« einfach aus Hirseflocken und Wasser oder Pflanzenmilch, Beigabe: Obstmus.

Salatrezepte

Leckere Rezepte finden Sie in jedem guten Kochbuch. Nutzen Sie hier die ganze Palette gemischter Salate aus Gemüse, Kartoffeln, Reis, Hirse oder glutenfreien Nudeln, Würstchen oder gekochtem Ei.

Steirische Kukuruz-Suppe

100 g Polenta oder Maisgrieß (Polenta ist dunkelgelb, Maisgrieß ist heller), 40 g Butter oder Pflanzenmargarine, 100 g Maiskörner (Dose, glutenfrei), Suppenwürze für 1 l Brühe, evtl. scharfes Papri-kapulver, gehackte Petersilie

Das Fett erhitzen und den Maisgrieß darin kurz anlaufen lassen, mit Wasser aufgießen, Suppenwürze zugeben und auf kleiner Flamme ca. ½ Stunde leise kochen lassen, öfter umrühren. Kurz vor Ende der Garzeit die Maiskörner dazugeben, die Suppe soll eher dick sein. Mit Paprikapul-ver abschmecken und der Petersilie bestreuen. Reichen Sie dazu geröstete Schnittchen von dunklem, glutenfreiem Brot.

Nudeln mit Räuchertofu

200 g kleine, glutenfreie Nudeln (z. B. Penne), 1 Paket Räucherto-
fu, 250 g Champignons, 1 große Zwiebel, Petersilie, Salz, Pfeffer,
1 El Sojasauce (Tamari), etwas Pflanzen- oder Kokosöl

Die Zwiebel hacken, den Tofu klein würfeln, Champignons blättrig
schneiden. Unterdessen die Nudeln al dente kochen. Die Zwiebel und
Champignons in dem Öl kurz rösten, würzen und am Schluss den Tofu
mitbraten. Mit den Nudeln vermischen, die Sojasauce unterrühren und
mit fein gehackter Petersilie bestreuen.

Variation: statt Räuchertofu kann man normalen, in Sojasauce mari-
nierten Tofu, glutenfreie Sojawürstchen oder fertige, klein geschnittene
glutenfreie Bratlinge verwenden.

Pfannkuchenrollen mit Gemüse (für 4 bis 6 Stück)

Je 50 g Mais- und Kartoffelmehl, 1 EL Sojamehl, 1 Prise Salz, 1 Ei,
¼ l Mineralwasser, 2 El Sojasahne (muss nicht sein)
1 große rote Zwiebel, 1 große Karotte, 1 mittelgroßer Zucchino,
4–6 Chinakohlblätter, Gemüsesuppenwürze, 1 El Sojasauce, etwas
Pflanzen- oder Kokosöl

Die Zwiebel hacken, die Karotte und den Zucchino grob reiben, China-
kohl fein schneiden, in Öl anbraten, würzen und mit ganz wenig Wasser
kurz dünsten, am Schluss die Sojasauce unterrühren, beiseite stellen.

Die Mehlsorten und übrigen Zutaten gut verrühren und daraus nicht
zu dünne Pfannkuchen backen. Mit etwas Gemüsefülle aufrollen. Evtl.
kurz im Rohr mit Käse überbacken.

Tipp: Sie können das Ei durch einen weiteren EL Sojamehl oder Pfeilwurzelmehl plus etwas Wasser ersetzen; statt Maismehl ist ein anderes
helles glutenfreies Mehl, bei Weizenallergie Dinkel- oder Kamutmehl
möglich. Die Pfannkuchen schmecken auch mit Marmelade.

Reisnudeln mit Pilzen und Gemüse aus dem Wok

> *Pro Portion:*
> *1 EL natives Kokosöl, 60 g Sojasprossen, 1 Portion vorgekochte Reisnudeln (Spaghetti oder Vermicelli) oder eingeweichte Glasnudeln, 1–2 EL Sojasauce, 5 klein geschnittene Pilze (Champignons oder Austernpilze), fein geschnittener Lauch oder Frühlingszwiebeln sowie Karotten nach Belieben, Salz, Pfeffer, evtl. 1 Ei*

Den Original-Wok oder eine schwere beschichtete Pfanne erhitzen, Öl hineingeben und, falls gewünscht, ein verschlagenes Ei einlaufen lassen. Die Sojasprossen, Gemüse und Pilze zugeben, würzen und halb gar werden lassen. Pfanne immer wieder bewegen, dann die vorgegarten Reisnudeln dazugeben und alles zusammen gut durchbraten. Erst am Schluss die Sojasauce und evtl. 1 EL natives Sesamöl dazugeben.

Variation: statt Nudeln gekochten Reis, Hirse- oder Quinoakörner nehmen, dazu andere Sprossen und schnell garende Gemüsesorten (Erbsen, Blumenkohl, Blattspinat etc.).

Hirse-Gemüse-Puffer

> *400 ml Gemüsebrühe, 1 gehäufter TL Currypulver, 125 g Hirse, 250 g Möhren, 1 Bund Frühlingszwiebeln, kleine Menge Sprossen, 1 Ei, 100g glutenfreies Paniermehl (z. B. Pan grati von Schär), Salz, Pfeffer*

Möhren schälen und grob raspeln, Frühlingszwiebeln in feine Ringe schneiden. Gemüsebrühe mit Currypulver aufkochen und die heiß gewaschene Hirse und die Möhren zugeben, nach 10 Minuten die Frühlingszwiebeln und Sprossen. Fertig garen, bis die Flüssigkeit aufgenommen ist. Abkühlen lassen, dann das Ei und 4 EL Paniermehl, Salz und Pfeffer zugeben und aus der Masse Puffer formen. Im restlichen Paniermehl wenden und in Pflanzenöl langsam goldbraun braten.

Tipp: das Ei kann durch 1 EL Soja- oder Pfeilwurzelmehl und etwas Wasser ersetzt werden, die Frühlingszwiebeln durch Lauch oder gehackten Spinat. Die Sprossen kann man weglassen.

Gemüse im Ausbackteig

30–40 g Kichererbsenmehl, etwa 50 g glutenfreies Mehl, ½ TL Backpulver, 150 ml Wasser, verschiedene Gemüsestücke nach Belieben

Alle Zutaten bis und mit Wasser verrühren und nach Verträglichkeit mit gemahlenem Kreuzkümmel, Kardamom, Muskat, Pfeffer und Chili würzen. Gemüsestücke darin eintauchen und in Öl frittieren.

Polenta-Rauten

120 g Polenta oder Maisgrieß, ½ l Milch oder Pflanzenmilch, etwas gehackte Petersilie, Salz

Polenta mit der Milch erhitzen, salzen und ca. 15 Minuten unter Rühren garen. Den steifen Brei mit Petersilie mischen und fingerdick auf ein feuchtes Brett streichen. 1 Stunde auskühlen lassen, den fest gewordenen Brei in Rauten schneiden, in Pflanzenöl langsam knusprig braten.

Gut als Beilage oder als Hauptgericht mit Gemüse, z. B. Letscho. In kleinen Stücken unter pfannengerührtes Gemüse gemischt und mitgebraten, ergibt es ein »Polentagröstl«.

Hummus (Kichererbsenpüree)

300 g gekochte Kichererbsen, 2 EL Zitronensaft, 4 EL natives Oliven- oder Sesamöl, 4 EL Joghurt oder Seidentofu, 3 gepresste Knoblauchzehen (können auch weggelassen werden), 1 Prise Cayennepfeffer, 1–2 TL Salz, etwas Paprikapulver, nach Wunsch Pinienkerne oder Zedernüsse zum Bestreuen

Kichererbsen, Zitronensaft und Öl im Mixer pürieren, Joghurt oder Tofu und Knoblauch zugeben, mit den Gewürzen abschmecken und mit den gerösteten Kernen bestreuen. Mit glutenfreiem Fladenbrot servieren.

Einfaches Fruchteis

300 ml Soja- oder Kokossahne (bei Weizenallergie auch Hafersahne), 100 ml reiner Fruchtsaft (»Muttersaft«), 50 g Akazienhonig oder Agavendicksaft, evtl. einige Tropfen naturreines Zitronen- oder Orangenöl

Alle Zutaten gut mixen und in der Eismaschine zubereiten oder in einem Metallbehälter tiefgefrieren (dabei öfter umrühren).

Kostproben aus der Traditionellen Chinesischen Medizin

Im Folgenden finden Sie Kostproben aus dem TCM-Kochbuch Essenz aus der Küche von Ulrike Zalokar. Diese einfachen Rezepte sind genau durchdacht und stärken (tonisieren) die Vitalenergien »Qi« und »Jing«, welche den Menschen gesund erhalten.

Selleriemus

1 Stück Sellerie (Knolle), 300 ml Wasser, 1 EL Gemüsesuppen-Extrakt (für ½ l), 2 EL Mandelmus

Den Sellerie in Scheiben schneiden und mit dem Wasser und dem Gemüsesuppen-Extrakt so lange kochen, bis die Flüssigkeit auf die Hälfte reduziert ist. Das Mandelmus beimengen und alles zusammen pürieren. Geröstete Kürbiskerne darüberstreuen. Passt zu Fleisch oder Getreide.

Kürbis-Safran-Suppe

1 Zwiebel, 1 Zehe Knoblauch, 200 g Kürbis, 200 g Maroni, 50 g Cashew-Nüsse, 1 l Wasser, 2 EL Gemüsesuppen-Extrakt (für 1 l), 1 Prise Safran (echt), 1 Handvoll Hijiki-Algen, 2 Eigelb

Zwiebel und Knoblauch fein hacken. Den Kürbis klein schneiden und zusammen mit gekochten, geschälten Maroni, Nüssen, Wasser und Gemüsesuppen-Extrakt kochen. Wenn der Kürbis und die Maroni weich sind, alles zusammen pürieren. Safran und Hijiki-Algen dazugeben und 7 Minuten ziehen lassen. Die Suppe etwas auskühlen lassen, dann das Eigelb darin verrühren und abschmecken. Anstelle von Eigelb können 1 bis 2 EL Mandelmus verwendet werden. Dazu passt getoastetes Brot aus Roggen (nur für Weizenallergiker) oder glutenfreies Toastbrot (z.B. von Schär).

Blaukraut (Rotkohl) mit Maroni

> 1 Kopf Blaukraut, 1 Zwiebel, 1 Zehe Knoblauch, 1 Apfel, 250 g gekochte Maroni, 200 ml Rotwein, 2 TL Oregano, 1 TL Rosmarin, 1 EL Gemüsesuppen-Extrakt (für ½ l), ½ TL Salz

Blaukraut klein schneiden. Zwiebel und Knoblauch fein hacken. Apfel in kleine Stücke schneiden. Maroni und die restlichen Zutaten zusammen in einen Topf geben und 30 Minuten kochen. Statt Rotwein kann man Apfelsaft nehmen. Passt zu Fleisch oder Getreide (Buchweizen, Hirse, Quinoa).

Karottengemüse mit Kabis (Weißkohl)

> 250 g Kabis, 250 g Karotten, 100 ml Wasser, 2 EL Gemüsesuppen-Extrakt (für ½ l), 2 TL Ysop, 2 TL Kerbel, 2 TL Oregano, 3 Samen Piment, evtl. Salz, Olivenöl

Kabis in kleine Stücke, Karotten in Scheiben schneiden. Kabis, Karotten, Wasser und Gewürze zusammen kochen, bis das Gemüse weich ist. Auf dem Teller mit etwas Olivenöl übergießen. Statt Piment kann man auch 10 zerdrückte Wacholderbeeren nehmen. Passt zu Reis, Quinoa, Buchweizen, Hirse, Mais oder Fleisch und Fisch.

Rote Linsen mit Zwiebelringen

> *1 Tasse rote Linsen, 2 Tassen Wasser, 1 EL Gemüsesuppen-Extrakt (für ½ l), 2 große Zwiebeln, 2 EL Olivenöl*

Linsen in der Pfanne kurz erhitzen, mit Wasser aufgießen, Gemüsesuppen-Extrakt beifügen, umrühren, kurz aufkochen und bei niedriger Temperatur 30 Minuten zugedeckt quellen lassen. Zwiebeln in Ringe schneiden, in eine Pfanne das Öl geben und Zwiebeln darin knusprig braten. Die fertig gekochten Linsen umrühren, so dass ein Püree entsteht, evtl. etwas Wasser beigeben. Das Püree anrichten, mit den Zwiebelringen belegen und mit Olivenöl übergießen.

Tipp: rote Linsen sind gut für Kinder geeignet. Man kann den Linsen beim Kochen etwas Hijiki- oder Arame-Alge beifügen. Passt zu Fleisch, Fisch, Gemüse und Tofu.

Brombeercreme mit Seidentofu

> *250 g Brombeeren, 200 g Seidentofu, 1 TL ger. Vanille-Stengel (z. B. von Rapunzel), 10 EL Ahornsirup*

Brombeeren, Seidentofu, Vanille und Ahornsirup im Mixer pürieren. Kühl servieren – einfach und köstlich!

Hinweis: Verwenden Sie frische oder getrocknete Kräuter. Gewürzallergiker müssen die Verträglichkeit austesten. Die chinesische Küche arbeitet bewusst mit diesen Zutaten, um die Verdauung anzuregen. Das Kochbuch von Ulrike Zalokar enthält sowohl glutenfreie Rezepte als auch solche mit Dinkel, Roggen, Hafer und Gerste für Weizenallergiker. Alle Gerichte sind aber milch- und weizenfrei.

Leckeres aus dem Kloster

Versuchen Sie auch die glutenfreien Rezepte von Manfred, Koch im Franziskanerkloster »Haus der Stille« in der Steiermark:

Krautsuppe (Weißkohlsuppe)

150 g Kraut (Weißkohl) in feinen Streifen, 100 g Zwiebeln in Scheiben, 100 g Kartoffeln in Würfeln, 50 g gewürfelter Speck (kann auch weggelassen werden), 250 g Sauerrahm, 1 l Gemüsebrühe oder Wasser, etwas Pflanzenöl, Salz, Knoblauch, Paprika edelsüß, Kümmel

Speck in Öl anbraten, Zwiebeln zugeben, kurz mitrösten, Kraut und Kartoffeln zufügen, mit Brühe bzw. Wasser aufgießen und würzen. Alles weichkochen, den Sauerrahm mit Knoblauch und Salz verrühren und am Tisch zur Suppe reichen.

Süßer Quinoaauflauf

100 g Quinoa, 150 g Apfel, 2 Eier (getrennt), 40 g Butter oder Pflanzenmargarine, 125 g Magertopfen, 2 El Honig, Zitronenschale

Quinoa mit der doppelten Menge Wasser oder Milch 15–20 Minuten dünsten und dann auskühlen lassen. Aus Butter, Honig und Eidotter einen Abtrieb (Rührteig) zubereiten und mit dem Magertopfen vermischen. Zum Schluss geriebenen Apfel, Quinoa und den Eischnee mit Zitronenschale unterheben und ca. 1 Stunde im vorgeheizten Rohr bei 180 °C in einer gebutterten Form backen.

Vegan: Sie können die Eier durch aufschlagbaren Ei-Ersatz, die Butter durch Margarine und den Honig durch Ahornsirup oder Agavendicksaft ersetzen. Statt Magertopfen kann man weichen Tofu (Seidentofu) nehmen. Quinoa vorher in einem Sieb mit heißem Wasser gut waschen, da manche Sorten viel Bitterstoff enthalten.

Weitere milchfreie Rezepte von Manfred finden Sie in meinem Buch *Besser leben mit Milchallergie und Laktoseintoleranz*. Auch bei diesen ist der Getreideanteil leicht durch glutenfreie Alternativen zu ersetzen. Bauen Sie auf Kreativität statt stures Nachkochen, dann macht die Umstellung sogar Spaß. Sie tun es für Ihre Gesundheit!

Tipps zum Backen ohne Gluten

Die beiden Glutenbestandteile Glutenin und Gliadin binden bis zur dreifachen Menge ihres Eigengewichts an Wasser. Sie sorgen dafür, dass sich Teig elastisch formen lässt, ein Gerüst bildet und aufgeht, dass er »klebt« – deshalb der Name »Klebereiweiß«. Nun müssen Sie aber genau dieses Gluten radikal streichen und lernen, aus anderen Mehlen Brot und Gebäck herzustellen. Mit etwas Wissen und Übung haben Sie die neue Situation sicher bald im Griff. Dazu einige Ratschläge, damit das Ergebnis auch Freude macht:

- Die Kleberwirkung von Gluten kann durch pflanzliche Binde- und Verdickungsmittel wie Guarkernmehl oder Johannisbrotkernmehl ersetzt werden (siehe oben).
- Achtung bei Bio-Hefe: sie wurde meist auf Weizen gezüchtet. Verwenden Sie sie nur, wenn sie als glutenfrei bezeichnet wird. Dasselbe gilt für Sauerteig (Backferment): der übliche ist glutenhaltig, weil aus Roggen. Nehmen Sie Fehlschläge nicht tragisch, die kann es beim Backen immer geben. Wenn Sie noch nie Brot gebacken haben, beginnen Sie mit glutenfreien Fertigmehlmischungen. Später können Sie mit diversen Mehlen selbst experimentieren.
- Denken Sie daran, dass alle Backutensilien und Bleche nicht mit glutenhaltigen Mehlen in Berührung kommen dürfen. Arbeiten Sie sehr sauber, falls es auch andere Mehle in Ihrer Küche gibt.
- Wollen Sie selbst Brot backen, ist Zeit aber Mangelware, dann rechnet sich gerade bei Zöliakie die Anschaffung eines Brotbackautomaten, denn glutenfreies Brot ist teuer. Man erzielt mit allen Fabrikaten gute Ergebnisse, einige besitzen ein eigenes Glutenfrei-Programm. Wenn Sie künftig auch Ihr glutenfreies Mehl selbst mahlen möchten,

dann Achtung: die Getreidemühle darf niemals mit glutenhaltigem Mehl in Berührung kommen und muss vor dem Kauf auch glutenfrei »eingefahren« werden! Daher sollten Sie keine gebrauchten Mühlen kaufen bzw. nur vom erfahrenen Händler.

- Verwenden Sie für jedes Rezept die empfohlene Mehlsorte bzw. unterscheiden Sie zwischen hellem (»Kuchenmehl«) und dunklem glutenfreiem Mehl (»Brotmehl«). Sie können andererseits ein Drittel (mehr) Vollmehl statt hellem Mehl verwenden, ohne am Rezept etwas zu ändern.

- Wiegen Sie die Zutaten genau ab und halten Sie die Ruhezeit des Teiges ein (mit feuchtem Tuch abdecken); verarbeiten Sie alle Zutaten mit gleicher Temperatur. Bei der Teigbereitung die Hefe nicht mit Salz oder Fett direkt in Berührung bringen, sie geht sonst nicht auf.

- Kleine Mengen gekochte, geriebene Kartoffeln, roh geriebene Karotten oder Zucchini machen glutenfreie Brote saftig, auch 1–2 TL Obstessig lockern den Teig. Flohsamen (»fiber husk«) quillt gut auf und liefert Ballaststoffe: 1–3 TL ganz oder gemahlen in etwas Flüssigkeit 10 Minuten ziehen lassen, dann zum Brotteig geben.

- Etwas Carobpulver macht Brot dunkler (2–3 TL genügen), Bestreichen mit Zitronensaft oder Sojamilch gibt eine schöne Kruste, die Zugabe von Nüssen, Sämereien und dgl. bringt Geschmack und die nötigen Ballaststoffe (in etwas Wasser vorquellen lassen).

- Backen Sie glutenfreie Teige in einer Form, sie zerlaufen leicht. Teige können über Nacht in den Kühlschrank gestellt und erst am nächsten Tag gebacken werden. Roher Hefeteig kann auch im Kühlschrank aufbewahrt oder (vor dem Aufgehen) eingefroren werden.

- Wählen Sie die normale Backstufe (keine Heißluft), da glutenfreies Gebäck schnell austrocknet. Decken Sie es mit Alufolie ab, bevor es zu braun wird, und stellen Sie beim Backen eine Schale mit heißem Wasser auf den Boden des Backrohrs. Brot ist fertig, wenn es beim Abklopfen hohl klingt. Lassen Sie es mit einem Tuch bedeckt auf einem Gitter auskühlen.

- In süßen Backrezepten können Sie ohne weiteres rund ein Drittel der Zuckermenge weglassen; sehr oft ist auch ein Ei nicht nötig.

- Backpulver: ein Päckchen entspricht normalerweise 18 g oder 6 Teelöffeln. 1–2 TL Backpulver sind in keinem glutenfreien Teig falsch.

- Glutenfreies Brot und Gebäck wird schnell hart und alt, frieren Sie daher so viel wie möglich frisch und portionsweise ein. Nach dem Auftauen (bitte nicht in der Mikrowelle!) im Toaster oder im Backrohr kurz aufbacken.

Rezepte von Susanne Strasser

Das Werk von Susanne Strasser (siehe S. 173) ist gleichzeitig Ratgeber, Koch- und Backbuch. Es enthält familientaugliche Rezepte, die auf gluten- und milchfrei »getrimmt« wurden. Sie finden sowohl Gerichte mit Fleisch und Fisch als auch Vegetarisches mit und ohne Ei. Eine Kostumstellung gelingt damit jedem problemlos.

Möchten Sie ohne Fleisch oder Wurst kochen, werden diese in den Rezepten einfach durch gebratene Tofuwürfel, fertige Tofuwürstchen oder Bratlinge ersetzt (immer prüfen, ob sie glutenfrei bzw. ohne Milch hergestellt wurden). Ist in den Rezepten Ei enthalten, können Sie auch Ei-Ersatzpulver (mit entsprechend Flüssigkeit) oder anderen Ersatz probieren (siehe oben).

Die Bezeichnungen »gf« und »kf« bedeuten in allen Rezepten gluten- bzw. kaseinfrei. Wer Milchprodukte verträgt, kann natürlich Butter, Sahne oder auch Naturjoghurt verwenden.

Die Rezepte reichen, falls nicht anders angegeben, für 4 Personen.

Grießnockerl (typisch österreichische Suppeneinlage)

250 ml Wasser, 100 g Maisgrieß, 1 Ei, 30 g gf/kf Margarine (1 EL), 1 TL Salz, 1 TL Stärkemehl (Kartoffel, Mais), Muskatnuss (wenn verträglich)

Das Wasser mit dem Salz zum Kochen bringen, den Maisgrieß einrühren und so lange kochen, bis ein dicker Brei entsteht. Vom Herd nehmen und abkühlen lassen. Inzwischen die weiche Margarine und das Ei gut mixen. Den dicken Maisgrießbrei, etwas geriebene Muskatnuss und das Stärkemehl dazugeben und gut vermischen. Mit einem Esslöffel Nockerl (Klößchen) formen und in heißem Wasser oder direkt in Suppe 20 Minuten mehr ziehen als kochen lassen.

Mayonnaise ohne Ei, Milch, Soja und Gluten (für Salate, als Dip etc.)

> *2 gekochte Pellkartoffeln (mehlig), 200 ml Pflanzenöl, ½ TL Salz, 1 EL Zitronensaft*

Alle Zutaten im Standmixer auf höchster Stufe eine Minute lang mixen.

Tipp: Diese Mayonnaise kann mit weiteren glutenfreien Zutaten abgewandelt werden: mit Kapern, Essiggurke, Knoblauch, Meerrettich, Tomatenmark etc.

Reislaibchen

Für 2 Personen als Hauptspeise, für 4 Personen als Beilage:

> *150 g Reis (Langkorn), 2 Eier (oder Ei-Ersatz), 30 g gf Stärkemehl oder Hirseflocken, Salz, Pfeffer, Pflanzenöl*

Den Reis kochen. Eier und Stärkemehl verquirlen, mit Salz und Pfeffer würzen und über den Reis gießen. Gut vermischen. In einer Pfanne etwas Öl erhitzen und mit einem Esslöffel kleine Häufchen der Reismasse in die Pfanne setzen. Schnell mit dem Löffel flachdrücken und beidseitig goldbraun und knusprig braten.

Palatschinken (Pfannkuchen)

Für 2 Personen:

> ¼ l Milchersatz (Soja-, Reismilch etc.), 120 g gf/kf Mehl, 1–2 Eier, 1 Prise Salz, 2 EL Mineralwasser, Pflanzenöl zum Braten

Milchersatz und Mehl vermischen, Eier hinzufügen und gut mixen, ca. 30 Minuten rasten lassen. Kurz vor dem Braten das Mineralwasser dazumengen, damit die Palatschinken lockerer werden. In einer geölten Pfanne ausbacken, beliebig füllen.

Kaiserschmarren

> 150 g helles gf/kf Mehl, 3 Eier, 30 g Zucker, Salz, Milchersatz nach Bedarf, Pflanzenöl

Die Eier trennen und die Dotter mit Mehl, Zucker, Salz und mit so viel Milchersatz versprudeln, dass ein dickflüssiger Teig entsteht. Die Eiklar zu Schnee schlagen und vorsichtig unterheben.

In einer Pfanne etwas Öl erhitzen und den Schmarrenteig fingerdick hineingießen. Unter einmaligem Wenden an beiden Seiten langsam braun backen, dann mit 2 Gabeln in kleine Stücke reißen. Mit Zucker bestreuen und mit Zwetschkenröster, Apfelmus oder Apfelkompott servieren. Sie können auch (glutenfreie) Rosinen in den Teig geben bzw. sie in der Pfanne darüberstreuen, solange der Teig noch flüssig ist.

Tipp: für diese echte österreichische Spezialität empfiehlt es sich, Eier zu verwenden, aber es geht auch mit Ei-Ersatz. »Traditionell« isst man zum Kaiserschmarrn Preiselbeerkompott.

Schokoladepudding

> 75 g Vollrohrzucker, 3 EL Stärkemehl (Mais, Kartoffel), 1 Prise Salz, 1 Prise Zimt, 40 g hochwertiges Kakaopulver (z.B. von Rapunzel), 500ml Kokosmilch (oder andere Pflanzenmilch)

Zucker, Stärkemehl, Salz, Zimt und Kakao in einem Kochtopf vermischen und mit etwas kalter Kokosmilch glatt rühren. Auf die Herdplatte stellen und langsam erhitzen. Gleichzeitig die restliche Milch nach und nach mit dem Schneebesen einrühren. Unter ständigem Rühren aufkochen lassen. In Puddingformen füllen und kalt stellen.

Tipp: Schokopudding schmeckt am besten mit Kokosmilch. Gut geht es auch mit Sojamilch; Reismilch macht den Pudding leicht wässrig – experimentieren Sie ein wenig. Am leichtesten ist Pudding (aber auch Polenta) im Simmertopf zu kochen, da sicher nichts anbrennt. Bitte keinesfalls die Mikrowelle verwenden!

Zucchinikuchen

400 g Zucchini, 3 Eier, 200 g Zucker, 200 ml Pflanzenöl, 300 g gf/kf (Kuchen-)Mehl, 1 TL gf Backpulver, 1 TL Natron, ½ TL Salz, ½ TL Zimt, 70 g geriebene Haselnüsse (oder andere Nüsse oder Mandeln)

Zucchini schälen und fein raspeln. Eier mit Zucker schaumig rühren, Öl und Zucchini dazugeben. Mehl, Backpulver, Natron, Salz und Zimt mischen und in den Teig rühren. Zum Schluss die Nüsse unterheben. Teig in eine mit Backpapier ausgelegte große Kuchenform füllen und im vorgeheizten Backrohr bei 190 °C ca. 50 Minuten backen.

Apfelkuchen

200 g gf/kf Kuchenmehl (oder eine Mischung aus 50 g Buchweizen, 50 Reismehl, 50g Hirsemehl und 50 g Mais- oder Kartoffelstärkemehl), 125 g Zucker, 100 g Pflanzenöl, 3 TL gf Backpulver, 2 Eier, 2 große Äpfel (oder Birnen), ½ TL Zimt, Mandelblättchen

Die Äpfel schälen, vierteln und in Scheiben schneiden (evtl. mit Zitronensaft beträufeln). Das Öl mit dem Zucker schaumig schlagen, die Eier verquirlen und langsam dazufügen, nochmals gut mixen.

Das Mehl mit dem Backpulver und dem Zimt versieben und unterheben. Den Teig in eine runde, mit Backpapier ausgelegte Springform (Durchmesser 24 cm) füllen, mit den geschnittenen Äpfeln belegen und die Mandelblättchen darüberstreuen.

Im vorgeheizten Backrohr bei 180 °C ca. 40 Minuten backen.

Tipp: Das Rezept eignet sich auch für anderes Obst, wie Ribiseln, Weichseln oder Zwetschken.

Apfelkuchen ohne Ei

120 g getrocknete Marillen (ohne Zusätze, ungeschwefelt), 120 ml Wasser, 100 g flüssige gf/kf Margarine, 60 g Agavendicksaft (oder Birnendicksaft, Ahornsirup oder Honig), ½ Päckchen gf Vanillezucker, 230 g gf/kf Kuchenmehl, 1 Päckchen gf Backpulver, 3 kleine Äpfel (oder anderes Obst), Mandelblättchen

Die Marillen vierteln und mit dem Wasser pürieren. Die Margarine, den Agavendicksaft und den Vanillezucker in das Marillenpüree einrühren, dann das mit Backpulver vermischte Mehl unterrühren. Teig in eine mit Backpapier ausgelegte Springform (Durchmesser 20 cm) einfüllen und etwas flach drücken. Die Äpfel schälen und achteln, die Apfelspalten mit der runden Seite nach oben in den Teig drücken und Mandelblättchen darüberstreuen. Im vorgeheizten Backrohr bei 200 °C ca. 55 Minuten backen. Vor dem Anschneiden gut auf einem Kuchengitter auskühlen lassen.

Schweizer Schokoladekuchen

100 g gf/kf Schokolade (zartbitter), 100 g gf/kf Margarine, 100 g Rohrohrzucker, 3 Eier, 80 g Stärkemehl (aus Mais oder Kartoffel)

Schokolade im Wasserbad erwärmen, Margarine dazugeben und gut verrühren, bis beides geschmolzen ist. Die Eier trennen und Eiweiß zu Schnee schlagen. Zucker und Eigelb schaumig rühren. Schokoladenmasse und Stärkemehl unterrühren, zuletzt den Eischnee vorsichtig unterheben. Eine Kastenform (20 cm) mit Backpapier auslegen, Masse einfüllen und bei 180 °C im vorgeheizten Backrohr ca. 50 Minuten backen.

Muffins (Grundrezept für 12 Stück)

250 g gf/kf Kuchenmehl, 125 g Zucker, 2 TL gf Backpulver, 190 ml Milchersatz (aus Soja, Reis, Hirse etc.), 110 ml Pflanzenöl, 2 Eier, Papierbackförmchen für das Muffinblech

Getrennt jeweils alle trockenen und alle flüssigen Zutaten vermischen. Dann beide mit dem Löffel (nicht mit dem Mixer) locker verrühren. Muffinblech mit den Papierförmchen auslegen und Teig einfüllen (nur zu ¾ pro Portion). Bei 200 °C ca. 25 Minuten im vorgeheizten Backrohr backen.

Varianten: Nüsse, tiefgekühlte Beeren, Apfelstückchen und Zimt, Schokostückchen oder Kakao, Kokosflocken oder Rosinen etc. zugeben – statt Öl kann man glutenfreien Joghurt (aus Nussmilch, Sojamilch oder Milch) verwenden, der Teig wird dann aber nicht so knusprig. Statt Pflanzenmilch kann man Fruchtsaft (ohne Zusätze) nehmen, statt Eiern irgendeine Art von Ei-Ersatz (siehe weiter oben).

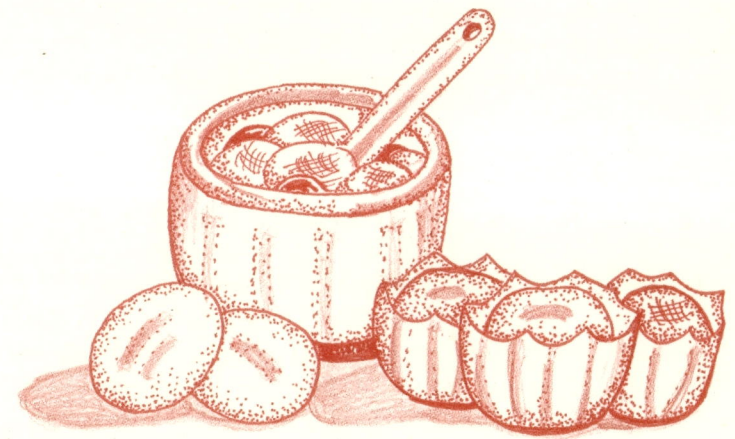

Kokos-Bananen-Muffins ohne Ei

250 g gf/kf Mehl (z. B. 100 g Buchweizen-, 100 g Hirse-, 50 g Pfeilwurzelmehl), 2 TL gf Backpulver, 80 g Kokosraspel, 100 g Rohrohrzucker, 2 Bananen, 120 ml Milchersatz (aus Nüssen, Reis, Soja etc.), 100 ml Pflanzenöl, 12 Papierförmchen für das Muffinblech

Alle trockenen Zutaten in einer Schüssel vermengen. Bananen zerdrücken und mit der Pflanzenmilch und dem Öl verrühren. Trockene und flüssige Zutaten mit einem Löffel mischen und in die Muffinformen füllen. Im vorgeheizten Backrohr bei 180 °C ca. 30 Minuten backen.

Pizzateig ohne Hefe

300 g helles gf/kf Mehl, 2 TL gf Backpulver, 250 g gk/kf Joghurt (aus Soja-, Nussmilch etc.), ca. 250 ml Milchersatz, 1 Ei (kann auch weggelassen werden), 1 gehäufter TL Salz

Joghurt, Milch und Ei miteinander verquirlen. Das mit Backpulver und Salz vermischte Mehl unterkneten, am besten in eine mit Backpapier ausgelegte Kasserolle oder Tortenform (Durchmesser 28 cm) füllen und flachdrücken. Falls der Teig zu sehr an den Händen klebt, diese befeuchten. Die Teigränder werden etwas höher gemacht, damit die Pizza nicht »übergeht«. Nach Belieben belegen und im gut vorgeheizten Backrohr bei ca. 200 °C etwa 30 Minuten backen.

Weißbrot einfach

500 g helles gf/kf (Brot-)Mehl, 1 Päckchen Trockenhefe (z. B. von Dr. Oetker) oder 30 g frische Hefe, 1 EL Zucker, 250 ml lauwarmer Milchersatz (Soja-, Reis-, Nussmilch), ca. 200 ml lauwarmes Wasser, 1 TL Salz, 2 El Pflanzenöl

Als erstes einen Vorteig bereiten: Die Hefe mit dem Zucker in einer Tasse glattrühren, 4 EL Mehl und so viel Flüssigkeit zugeben, dass ein dickflüssiger Teig entsteht. Diesen zugedeckt an einem warmen Ort ca. 15 Minuten gehen lassen. Anschließend das restliche Mehl in eine Schüssel sieben, in der Mitte eine Vertiefung machen. Den Vorteig hineingeben, mit Mehl verrühren und erst jetzt die übrigen Zutaten beimengen.

Alles zu einem Teig verkneten, in eine kurze (ca. 21 cm lange), mit Backpapier ausgelegte Kastenform geben und nochmals zugedeckt gehen lassen, bis der Teig die Form ausfüllt. Die Oberfläche mit einem Messer kreuzweise einritzen und mit Öl bestreichen. Im vorgeheizten Backrohr bei 200 °C ca. 50 Minuten backen.

Fladenbrot ohne Hefe

> *300 g helles gf/kf Mehl, 2 TL gf Backpulver oder 1 TL Natron, 250 g gf/kf Joghurt (aus Soja, Nüssen etc.), ca. 250 ml Milchersatz (aus Soja, Reis, Hirse ...), evtl. 1 Ei, 1 gehäufter TL Salz*

Joghurt, Milch und evtl. Ei miteinander verquirlen. Das mit Backpulver/Natron und Salz gut vermischte Mehl darunterkneten, am besten in eine mit Backpapier ausgelegte, flache Kasserolle oder Tortenform füllen und flachdrücken. Im vorgeheizten Backrohr bei 200 °C ca. 20 Minuten backen.

Tipp: Hier lohnt es sich, mit eigenen Mehlmischungen aus Reis, Mais, Hirse, Kartoffelmehl etc. zu experimentieren.

Reisweckerl ohne Hefe (ergibt 6 Stück)

> *250 g Reismehl, 2 TL gf Backpulver, 1 TL Salz, 170 ml Milchersatz (aus Soja, Hirse, Reis etc.), 2 Eier (oder Ei-Ersatz), 1 TL Pflanzenöl*

Alle Zutaten verkneten. Mit nassen Händen Weckerl (kleine Brötchen) formen oder die Teigstücke in eine Muffinform geben. Im vorgeheizten

143

Backrohr bei 180 °C ca. 25 bis 30 Minuten backen. Der Teig darf sehr klebrig sein – ist er zu fest, werden die Weckerl trocken.

Ich konnte hier nur eine Auswahl treffen. Sie finden in Susanne Strassers Buch noch viele andere Vorschläge für Gerichte mit oder ohne Fleisch und Fisch, für selbst gemachte, pflanzliche Milch und Joghurt (aus Mandeln, Nüssen oder Soja), selbst gemischte Mehle, die wichtigsten Grundteige ohne Gluten und Milch, Teige ohne Hefe und/oder Ei, dazu Rezepte für süße und pikante Waffeln, Plätzchen und anderes Weihnachtsgebäck, selbst gemachte Schokoladefiguren, vegane Tortencremes, Glasuren, Eiscreme, gluten- und milchfreie Naschereien für Kinder. Dazu viele Tipps, die den Küchenalltag sehr erleichtern.

Anmerkung: Womit ich mich leider nicht einverstanden erklären kann, ist der von Frau Strasser manchmal erwähnte Gebrauch eines Mikrowellengerätes. Es wäre schade um die Qualität der Speisen.

Küchenausdrücke: Österreichisch – Deutsch

Oft verwende ich in den Rezepten die deutsche Bezeichnung, einiges soll aber doch »original« erhalten bleiben, deshalb finden Sie hier österreichische und deutsche Küchenausdrücke im Vergleich. Zum Nachschlagen, unterhaltsamen Schmökern oder als Orientierungshilfe im nächsten Urlaub.

A

Abtrieb	Rührteig
anlaufen lassen	in Fett leicht anbraten
auswalken	ausrollen (Teig)

B

Biskotten	Löffelbiscuits
Blaukraut	Rotkohl

D

Dörrzwetschken	Backpflaumen
dünsten	schmoren

E

Eidotter	Eigelb
Eierschwammerl	Pfifferlinge
Eierspeise	Rührei
Eiklar	Eiweiß
Erdäpfel	Kartoffeln

F

Faschiertes	Hackfleisch
Fisolen	grüne Schnittbohnen
Frankfurter Würstel	Wiener Würstchen
Fritatten	Flädle, Pfannkuchenstreifen
frittieren	schwimmend in Fett ausbacken

G

Germ(teig)	Hefe(teig)
Geselchtes	Geräuchertes, Kasseler
Gröstl	Pfannengericht (meist aus gerösteten Kartoffeln)

H

Heidenmehl, Schwarzplentenmehl	Buchweizenmehl
Häuptelsalat	Kopfsalat
Heurige	Frühkartoffeln

J

Jause (in Tirol: Marende)	Brotzeit

K

Karfiol	Blumenkohl
Kekse	Plätzchen
Kernöl (steirische Spezialität)	Öl aus den Kernen des steirischen Ölkürbis
Kletzen	getrocknete Birnen
Knödel	Klöße
Kohlsprossen	Rosenkohl
Kraut (Weißkraut)	Weißkohl
Kren	Meerrettich
Kukuruz	steirischer Ausdruck für Mais

L

Laibchen	Bratling, Puffer

M

Marille	Aprikose
Marmelade	Konfitüre
Maroni	Edelkastanie, Esskastanie
Mehlspeise	Süßes Gebäck jeder Art, Kuchen, Torte
Melanzani	Auberginen

N

Nockerl	Klößchen
Nudelwalker	Teigroller, Rollholz

O

Obers (süßer Rahm)	Schlagsahne
Orange	Apfelsine

P

Palatschinken	Pfannkuchen, Crepes
Panier	Panade
Paradeiser	Tomaten
Polenta	hochgelber Maisgrieß
Porree	Lauch

R

Ribiseln	Johannisbeeren
Ringlotten	Mirabellen, Reineclauden

S

Sauerrahm	Saure Sahne, Schmand
Sauermilch	Dickmilch
Schlagrahm, Rahm	Schlagsahne
Schwammerl	Pilze jeder Art
Schwarzbeeren	Blaubeeren, Heidelbeeren
Semmel	helles, eingekerbtes Brötchen, lang oder rund
Semmelbrösel	Paniermehl
Soße, Soß	Sauce
Stangensellerie	Staudensellerie

T

Topfen	Quark

V

verquirlen	mit dem Schneebesen verrühren

W

Wirsing	Kohl (Krauskohl)
Weckerl	jedes Brötchen, auch dunkle Sorten
Weichseln	Sauerkirschen

Z

Zwetschke	Pflaume
Zwetschkenröster	Pflaumenkompott

Anhang

Anmerkungen und Quellenverweise

[1] Bolland, Axel, Dr. med.: »Die Bedeutung der Gluten- und Vollkornintoleranz für die Gesundheit, Risiken der Unverträglichkeit«, in: *CO'MED* 11/06

[2] www.zoeliakie.ch/aktuelles/presse/

[3] Ojetti V et al.: »High prevalence of celiac disease in patients with lactose intolerance.« In: *Digestion* 2005 Mar 16; 71(2), S. 106–110 Medline PMID: 15775678

[4] »Glutamat – der (un)heimliche Krankmacher?« In: *Vegetarisch genießen* 1/2007 – Sonderdruck

[5] Augustin MT, Kokkonen J, Karttunen, TJ: »Evidence for increased apoptosis of duodenal intraepithelial lymphocytes in cow's milk sensitive enteropathy.« In: *Journal of Pediatric Gastroenterology and Nutrition* 2005 Mar; 40(3), S. 352–358 PMID: 15735492

[6] Augustin MT, Kokkonen J, Karttunen R, Karttunen TJ: »Serum granzymes and CD30 are increased in children's milk protein sensitive enteropathy and celiac disease.« *Journal of Allergy and Clinical Immunology* 2005 Jan; 115(1), S. 157–162 PMID: 15637563

[7] Hartwig Carsten sen.: »Vorsicht Glukosesirup! Das Glykoproteinsyndrom – Ursache vieler Krankheiten!« In: *Der Naturarzt* 04/2003

[8] Stenson WF, Newberry R, Lorenz R, Baldus C, Civitelli R: »Increased prevalence of celiac disease and need for routine screening among patients with osteoporosis.« In: *Archives of Internal Medicine* 2005, 165, S. 393–399, Medline PMID: 15738367

[9] Dirschauer, Claudia: »Hyperaktivität und Zusatzstoffe: EFSA sieht Zusammenhang nicht bestätigt«, in: »*aid*«-*PresseInfo* Nr. 13/08 vom 26. März 2008

[10] Quelle: London School of Hygiene and Tropical Medicine

[11] »Sibirische Zedernnüsse senken den Cholesterinspiegel«, www.medizin-welt.info/aktuell/, 23.10.2005

[12] Untersuchung an der St. Petersburger Medizin-Akademie, von Dr. med. Jewgenij Iwanowitsch Sas und Prof. Dr. med. Wladimir Borisowitsch Grine-witsch. Leitung: Dr. med. Jurij Wladimirowitsch Lobsin – www.medizin-welt.info

[13] »Diet and Stress in Vascular Disease.« In: *Journal of the American Medical Association* 176/1961

[14] Quelle: www.impfkritik.de

[15] Info und Pressemitteilung: www.mykotroph.de

[16] Quelle: Ivarsson, A: »Breastfeeding protects against celiac disease.« In: *American Journal of Clinical Nutrition* 2002/75, 914–921

[17] Quelle: www.schaer.com/de/zoeliakie/mystory/4611.html

[18] www.kamut.com/german/allergy/nutrition-main.htm

[19] ebendort, Stichwort »Ernährung«

Verwendete und weiterführende Literatur

Angres, Volker / Hutter, Claus-Peter / Ribbe, Lutz: *Futter fürs Volk. Was die Lebensmittelindustrie uns auftischt.* Kopp, Rottenburg 2006

Blair, Luise: *Glutenfrei backen.* Umschau, Neustadt a. d. W. 2007

Blech, Jörg: *Heillose Medizin. Fragwürdige Therapien und wie Sie sich davor schützen können.* S. Fischer, Frankfurt 2007

Bolland, Axel, Dr. med.: *Pro Gesundheit – Contra Gluten.* CO'MED, Hochheim 2006

Dagota, Judith: *Gefangen im Schmerz. Ein Leitfaden zum Krankheitsbild Fibromyalgie.* Lumen, Freiburg 2007

Eckstein, Angelika: *Vegan backen.* Pala, Darmstadt 2008

Ehret, Arnold: *Die schleimfreie Heilkost.* Natura viva, Waldthausen 13. Aufl. 2006

Erkenbrecht Irmela: *Das vegetarische Baby.* Pala, Darmstadt 2007

Feyerer, Gabriele: *Besser leben mit Milchallergie und Laktoseintoleranz.* Jopp/Oesch, Zürich 2006

Dies.: *Original Indian Essence. Heilwissen der Indianer für unsere Gesundheit.* Oesch, Zürich 2004

Dies.: *Padma 28. Harmonisierende Vitalstoffkombinationen aus der Tradition tibetischer Heilkunst.* Windpferd, Aitrang, 3. Aufl. 2005

Flaws, Bob, Dr. med. / Wolfe, H. Lee: *Das Handbuch der chinesischen Ernährungslehre.* O.W. Barth, München 1998

Frank, Günther W.: *Kombucha. Mythos, Wahrheit, Faszination.* Ennsthaler, Steyr 1999

Goris, Eva: *Unser kläglich Brot. Gute Ernährung kommt nicht aus der Tüte.* Droemer/Knaur, München 2007

Hauptmann, Christa / Laske, Gisela / Oehmke, Ingrid: *Zöliakie.* Verlag Gesundheit, Berlin 1992

Harnisch, Günter: *Cystus. Gesundheit und Schönheit mit der griechischen Wildpflanze.* Turm, Bietigheim 2000

Hiller, Andrea: *Köstlich essen bei Zöliakie.* Trias, Stuttgart 2005

Hirte, Martin: *Impfen Pro & Contra: das Handbuch für die individuelle Impfentscheidung.* Droemer/Knaur, München 2008

Jarisch, Reinhart: *Histamin-Intoleranz. Histamin und Seekrankheit.* Thieme, Stuttgart 2004

Königs, Peter: *Kokosfett. Ideal für Genuss, Gesundheit und Gewicht.* VAK Concept, Kirchzarten 2003

Jentschura, Peter und Josef Lohkämper: *Gesundheit durch Entschlackung.* Verlag Jentschura, Münster, 15. Aufl. 2007

Jonsson, Ursula: *Die Basisallergie. So befreien Sie sich selbst von chronischen Krankheiten.* Books on Demand, Norderstedt 2004

Kammerleithner, Adolf: *Die Urkraft der Körner.* Kosmos, Stuttgart 2007

Kamsteeg, John, Dr.: *HPU und dann ...? Beschwerden und Krankheiten als Folge einer Pyrrolurie.* KEAC, Weert 2005

Klaeger, Cornelia: *Das Praxisbuch glutenfreie Ernährung.* Südwest, München 1997

Kügler-Anger, Heike: *Käse veganese. Milchfreie Alternativen zur Käseküche.* Pala, Darmstadt 2008

Langwasser, Matthias: *Vegane Kochkunst. Kreative Küche für Vitalität und Lebensfreude.* Regenbogenkreis, Lübeck 2007 (nicht nur glutenfreie Rezepte)

Maes, Wolfgang: *Stress durch Strom und Strahlung.* Institut für Baubiologie und Ökologie, Neubeuern 2005

Marquardt, Trudel / Lanzenberger, Britta-Marei: *Gesund essen. Glutenfrei genießen.* GU, München, 3. Aufl. 2005

Nachtnebel, Manfred: *Kochen im Haus der Stille.* Verlag Haus der Stille, Heiligenkreuz a. W. 2002

Newkirk, Ingrid / PeTA (Hrsg.): *Die vegane Küche.* Heyne, München, 5. Aufl. 1997 (nicht nur glutenfreie Rezepte)

Nöcker, Rose-Marie: *Das große Buch der Sprossen und Keime.* Heyne, München 1992

Pabel, Bettina, Dr.: *Natürlich glutenfrei. Alltagsratgeber bei Zöliakie und Sprue.* Pala, Darmstadt 2005

Rias-Bucher, Barbara: *Gesunde Köstlichkeiten aus der Getreideküche. Amaranth, Quinoa, Dinkel, Hafer und Kamut.* Südwest, München 1998

Rolle, Dominik F.: Elektrosmog: *Störungen erkennen – Gesundheitsrisiko vermeiden.* AT, Baden 2003

Schatalova, Galina: *Wir fressen uns zu Tode.* Goldmann Arkana, München 2002

Dies.: *Heilkräftige Ernährung. Eine energetische Lebensmittel- und Heilkräuterkunde für wahre Gesundheit.* Goldmann Arkana, München 2006

Scheller, Sabine und Ekkehard: *Candidalismus?! Heilung durch ein harmonisches Blutmilieu.* Günter Albert Ulmer, Tuningen 2006

Scheiner, Hans-Christoph, Dr. med. und Ana: *Mobilfunk – die verkaufte Gesundheit.* Michaels Verlag, Peiting 2006

Schleip, Thilo: *Fructose-Intoleranz. Wenn Fruchtzucker krank macht.* Trias, Stuttgart, 2. Aufl. 2007

Schmitt, Beate: *Ohne Milch und ohne Ei. Allergien und Laktose-Intoleranz.* Pala, Darmstadt, 4. Aufl. 2007

Schweitzer, Albert: *Ehrfurcht vor den Tieren.* Beck, München 2006

Simonsohn, Barbara: *Stevia – sündhaft süß und urgesund.* Windpferd, Aitrang, 9. Aufl. 2000

Strasser, Susanne: *Die gluten- und kaseinfreie Ernährung für Menschen mit Autismus, ADS/ADHS oder Allergien.* Eigenverlag, Graz, 2. Aufl. 2005

Strehlow, Wighard, Dr. med.: *Die Heilkunst der Hildegard von Bingen.* Lüchow, Stuttgart 2005

Strienz, Joachim, Dr. med.: *Leben mit KPU – Kryptopyrrolurie.* W. Zucker-schwerdt, München 2007

Überall, Andrea, Dr.: *Dr. Andrea Überall's Herb- und Bitterstoffcode. Streng gehütete Geheimnisse der tibetischen Medizin.* Oesch, Zürich 2008

Dies.: *Dr. Andera Überall's Tibetische Hausapotheke. Die Geheimnisse lebens-langer Gesundheit.* Oesch, Zürich 2005

Ulmicher, Andreas: *Natürliche Gesundheit bei Morbus Crohn – Colitis ulcero-sa und anderen chronischen Darm- und Autoimmunkrankheiten.* Books on Demand, Norderstedt 2005

Vassallo, Jody: *Sprossen, Körner und Bohnen.* AT, Baden 2007

Vollborn, Marita / Georgescu, Vlad D.: *Die Joghurt-Lüge. Die unappetitlichen Geschäfte der Lebensmittelindustrie.* Campus, Frankfurt 2006

Werr, Lisl: *Das große Quinoa-Kochbuch.* Michaels-Verlag, Peiting 1991

Zalokar, Ulrike: *Essenz aus der Küche. Kuhmilch und weizenfrei nach den 5 Elementen.* Heilpraktikerschule HPS, Luzern, 3. Aufl. 2005

Dies.: *Essenz aus der Backstube. Kuhmilch und weizenfrei nach den 5 Elemen-ten.* Heilpraktikerschule HPS, Luzern 2006

Zöbl, August, Dr. med.: *Lesen Sie dieses Buch bevor Sie Impfling.* Verlag AEGIS Schweiz, Littau 2005

Nützliche Adressen

Deutschland:

Deutsche Zöliakie-Gesellschaft e.V.
Filderhauptstraße 61
70599 Stuttgart
Tel.: +49 (0)711 45 99 81-0
Mail: info@dzg-online.de
www.dzg-online.de

(Umfassendes Handbuch, Mitgliederzeitung dgz-aktuell, Jugendportal etc.)

Deutscher Allergie- und Asthmabund e. V. (DAAB)
Fliethstraße 114
41061 Mönchengladbach
Tel.: +49 (0)2161 81 49 40
Fax: +49 (0)2161 81 49 430
Mail: info@daab.de
www.daab.de

Hammermühle Diät GmbH
Hauptstraße 181
67489 Kirrweiler
Tel.: +49 (0)63 21 95 89-0
Fax: +49 (0)63 21 95 89-99
Mail: post@hammermuehle.de
www.hammermuehle-online.de

(Glutenfreie Mehle, Teff, Mischungen, Gebäck, Ei-Ersatz, PKU-Produkte, Milupa-lp-Produkte für PKU, glutenfreier Sauerteig, Oblaten etc.)

Haus Rabenhorst O. Lauffs GmbH & Co. KG
Scheurener Straße 4
53572 Unkel
Tel.: +49 (0)22 24 18 05 100
Fax: +49 (0)22 24 18 05 70
Mail: info@haus-rabenhorst.de
www.haus-rabenhorst.de
www.3pauly.de

(Glutenfreie Produkte, Rezeptbroschüren, Infos)

Labovital GmbH & Co. KG
Beatrice Oldenburg – Heilpraktikerin/Ernährungsberatung
Geigerstraße 3
77933 Lahr
Tel.: +49 (0)7821 99660-25
Fax: +49 (0)7821 99660-29
Mail: info@labovital.de
www.labovital.de

(Allergie-IgG-Tests, Test auf Laktose-, Fruktose-, Gluten- und Histaminintoleranz, Stuhltests, Test auf IgA-Mangel, Heliobacter-Nachweis etc.)

Essential-Foods Germany
Jochen Pfeifer
Flensburger Straße 59
42107 Wuppertal
Tel.: +49 (0) 202 30 988 51
Fax: +49 (0) 202 30 988 52
Mail: service@essential-foods.com
www.essential-foods.de

(Heilpilze, Natives Kokosöl, Rechtsregulat, Heidelberger Pulver, Bärlauchpulver, Mikroalgen etc. – Versand, Katalog anfordern)

Bergfrisch! Gesundheitsportal
Oppelner Straße 30
10997 Berlin
Tel.: +49 (0) 30 612 89 011
Mail: info@bergfrisch.com
www.bergfrisch.com

(Original Indian Essence und Beratung, Produkte nach Jentschura, Braunhirse, Chufa-Erdmandeln, Algenprodukte, Korallenkalzium, Heilpilze, Ziegenmilch-Säuglingsnahrung und vieles mehr)

Nantury-Versand
Hülsdonkerstraße 33
47441 Moers
Tel.: +49 (0) 2841 916 96 74
Fax: +49 (0) 2841 916 96 75
Mail: info@nantury.de
www.nantury.de

(Teffmehl und Teff-Brote ohne Mais und Soja, Cystus-Tee, Lapacho etc.)

Neues Leben
Fachversand für Naturheilmittel
Im Schweizer 16
73266 Bissingen/Teck
Tel.: + 49 (0) 7023 741330
Fax: + 49 (0) 7023 741278
Mail: info@nlnv.de
www.nlnv.de

(Alles für die Herstellung von Kombucha, Öle, Tees, Flohsamen, Chufas etc.)

Original Indian Essence (Indian Wisdom Foundation - IWF)
Kerstin und Bernhard Zöller
Michaelsbergstraße 34
76646 Bruchsal
Tel.: +49 (0)7257 902 772
Fax: +49 (0)7252 902 771
Mail: Bernhard.Zoeller@t-online.de
www.indian-essence.de

(Europazentrale IWF, Bezugsquelle für alle Länder)

MykoTroph AG
Institut für Ernährungs- und Pilzheilkunde
Wernher-von-Braun-Straße 8
63694 Limeshain
Tel.: +49 (0)6047 98 85 30
Fax: +49 (0)6047 98 85 33
Mail: info@mykotroph.de
www.mykotroph.de

Habichtswaldklinik Klinik für Ganzheitsmedizin und Naturheilkunde
Dr. med. Volker Schmiedel
Wigandstraße 1
34131 Kassel
Infos unter 0800 890 11 00
Mail: info@habichtswaldklinik.de
www.habichtswaldklinik.de

Klinik am Steigerwald – TCM-Klinik
Waldesruh
97447 Gerolzhofen
Tel.: +49 (0)93 82 949-0
Fax: +49 (0)93 82 949-209
Mail: info@tcmklinik.de
www.tcmklinik.de

Naturheilklinik Michelrieth
Löwensteinstraße 12–15
97828 Marktheidenfeld-Michelrieth
Tel.: +49 (0)93 94 801-0
Fax: +49 (0)93 94 801-310
Mail: info@naturklinik.com
www.naturklinik.com

(Ganzheitliche Behandlung und Diagnostik, Naturheilverfahren, Diät)
Hinweis: ich weiß, dass diese qualifizierte, weltweit anerkannte Klinik kontrovers beurteilt wird. Für mich sind spirituelle Fragen allerdings Privatsache und haben nichts mit der ausgezeichneten Arbeit für Naturheilkunde, gesunde Ernährung und Tierschutz zu tun, die dort geleistet wird!

Österreich:

Österreichische Arbeitsgemeinschaft Zöliakie
Anton-Baumgartner-Straße 44/C5/2302
1230 Wien
Mail: zoeliakie.oesterreich@utanet.at
www.zoeliakie.or.at

(Infos, Zöliakie-Handbuch für Mitglieder, Zöliakiepass, Zeitung Zöliakie aktuell, Kinderbuch, Erfahrungsberichte, Fremdsprachen- und Reiseinfos, Forum und vieles mehr)

Susanne Strasser
Königshoferstraße 7
8020 Graz
Mail: susanne-strasser@inode.at
www.autismus-diaet.at

(Infos zu gluten- und kaseinfreier Ernährung bei autistischen Störungen, ADS/ADHS und Allergien, Kochbuch – siehe S. 173)

»Sonnenfrosch« Reformhaus und Allergieberatung
Michaela Fux
Keplerstraße 86
8020 Graz
+43 (0)316 76 66 76
Mail: office@sonnenfrosch.at
www.sonnenfrosch.at

(Newsletter, Fachberatung für Zöliakie, Back- und Kochkurse)

Glutex (Vertreter der polnischen Firma Bezgluten für alle deutschsprachigen Länder)
Obere Ried 20
1220 Wien
Fax: +43 (0)1 28 53 538
Mail: glutex@sportivo.pl
www.glutex.at

(Glutenfreie, eiweißarme, auch ei- und milchfreie Produkte – geeignet bei Phenylketonurie PKU, Ei-Ersatz, Brotbackautomaten, Toaster etc., Rezepte, Newsletter, Produktversand)

Yorktest Handels GmbH
Gewerbepark 1
6068 Mils
Tel.: +43 (0)5223 54 144
Fax: +43 (0)5223 54 144-99
Mail: info@yorktest.at
www.yorktest.at

(IgG-Bluttests „FoodSCAN" zur Feststellung von Nahrungsmittelallergien, mit Ernährungsberatung – auch ohne Arzt möglich)

Padma Forum für Tibetische Medizin
Bergmillergasse 6/35
1140 Wien
Tel.: +43 (0)664 106 42 04
Mail: info@padmaforum.at
www.padmaforum.at

(Alle Infos über Padma-Produkte, Veranstaltungen, Forum, Newsletter)

Essential-Foods Austria
Reinhard Jäger
Reuchlinstraße 5
4020 Linz
Tel./Fax: +43 (0)732 94 68 59
Mail: office@essential-foods.at
www.essential-foods.at

(Heilpilze, Heidelberger Pulver, natives Kokosöl, Rechtsregulat, Bärlauchpulver etc. – Versand, Katalog anfordern)

Original Indian Essence (Indian Wisdom Foundation)
IWF-Beraterin Gerta Grander
Blaiken 91
6351 Scheffau/Tirol
Tel./Fax: +43 (0)5358 82 70
Agrisan Naturprodukte GmbH
Gasteigweg 25
5400 Hallein
Tel.: +43 (0)6245 83 282
Fax: +43 (0)6245 83 282 -77
Mail: agrisan@aon.at
www.veganstar.eu

(Sojabereiter »Vegan Star«, gentechnikfreie, geschälte Sojabohnen, alle Infos über Soja)

Veganversand Lebensweise
Helmut Singer
Fuchsberg 15
3062 Kirchstetten
Tel.: +43 (0) 2743 88 211
Fax: +43 (0) 2743 88 214
Mail: veganversand@aon.at
www.veganversand-lebensweise.at

(Vegane Lebensmittel, Körperpflege etc. – Versand, Bankverbindung auch für
Deutschland)

Werk für menschenwürdige Therapieformen
DI Andreas Kirchmair
8572 Piberegg, Forsthaus
Tel.: +43 (0)3148 563
Fax: DW 4
Mail: praesident@wfmtf.net
www.wfmtf.net

(Impfkritik, Literatur, Homöopathie, kritische Artikel zu Medizinfragen, Vor-
träge, Mitgliederzeitung – für alle deutschsprachigen Länder, Probeheft anfordern!)

Schweiz:

IG Zöliakie der deutschen Schweiz
Birmannsgasse 20
4055 Basel
Tel.: +41 (0)61 271 62 17
Fax: +41 (0)61 271 62 18
Mail: sekretariat@zoeliakie.ch
www.zoeliakie.ch

(Gastronomie-Karte in 5 Sprachen und »Merkblatt Gastronomie«, Zeitung,
Newsletter, sehr viele Links und Adressen weltweit)

Heilpraktikerschule HPS GmbH - Klinik
Gesegnetmattstrasse 14
6006 Luzern
Tel.: +41 (0)41 418 20 10
Fax: +41 (0)41 418 20 11
Mail: info@heilpraktikerschule.ch
www.heilpraktikerschule.ch

(Naturheilkundliche, diätetische Behandlung, siehe dazu die Rezepte und Bücher von Ulrike Zalokar über glutenfreie Küche nach Prinzipien der traditionellen chinesischen Medizin TCM)

Padma AG – Tibetische Medizin
Wiesenstraße 5
8603 Schwerzenbach
Tel.: +41 (0)43 343 44 44
Fax: +41 (0)43 343 44 43
mail@padma.ch
www.padma.ch

(Alle Infos über Padma-Produkte und Tibetische Medizin, Newsletter, auch Fachinformationen für Ärzte und Gesundheitspersonal)

Original Indian Essence
IWF-Beraterin Irene Rivera
Feldmühlestraße 3
6010 Kriens
Tel.: +41 (0)41 534 19 86
Mail: Indianessence@irenerivera.com
www.indianessence.irenerivera.com

(Bezugsquelle für die deutsche Schweiz)

NaturKraftWerke
Gibelstraße 11
8607 Aathal-Seegräben
Tel.: +41 (0) 44 972 27 77
Fax: +41 (0) 44 972 27 76
Mail: info@naturkraftwerke.com
www.naturkraftwerke.com

(Biologische Produkte, Zedernüsse etc.)

Europäische Vegetarier Union (EVU)
Bahnhofstraße 52
9315 Neukirch (Egnach)
Tel.: +41 (0)71 477 33 77
Fax: +41 (0)71 477 33 78
www.european-vegetarian.org

Verein »diagnose-funk«
Lothar Greppert
Tobeleggweg 24
8049 Zürich
Tel.: +41 (0)43 535 70 01
www.diagnose-funk.ch

(sehr gutes Portal über Gefahren, Effekte und Symptome
von Mobilfunk und E-smog, diverse Informationen, u. a. zum Film
Die Glocken von Sankt Mamerta)

Italien:

Dr. Schär GmbH
Winkelau 9
39014 Burgstall (BZ)
Tel.: +39 0473 293 300
Fax: +39 0473 293 399
Mail: info@schaer.com
www.schaer.com

(Große Palette glutenfreier Produkte, überall im Reformhandel und Versand erhältlich, Gratis-Magazin *Your Life* und Willkommenspaket für Betroffene)

Polen:

Bezgluten (Mutterfirma von Glutex)
Wytwórnia Artykulów Bezglutenowych »Bezgluten« s.c.
Posadza 128
32-104 Koniusza, k. Krakowa, Polska
Mail: biuro@bezgluten.pl
www.bezgluten.pl

(Gesamtes Produktsortiment auch in österreichischen Reformhäusern erhältlich)

Weitere Adressen finden Sie in meinem Buch *Besser leben mit Milchallergie und Laktoseintoleranz,* Jopp/Oesch Verlag, Zürich, ISBN 978-3-0350-5073-8

Hilfreiche Internetseiten –
zum Informieren und Schmökern

Allgemeines zum Thema Gesundheit, Lebensmittelunverträglichkeit und Ernährung

www.phytodoc.de/informationen/naturheilkunde-kliniken/ (Adressen und Infos zu Kliniken)

www.ganzheitliche-gesundheit.info (Portal von HP Robert Schneider über viele Gesundheits- und Ernährungsthemen, Elektrosensibilität, Mobilfunk)

www.onmeda.de/krankheiten

www.laborlexikon.de (Infos zur Labormedizin)

www.was-wir-essen.de

www.gesund-durch-essen.ch

www.symptome.ch (ausführliche Infos zu Lebensmittel-Unverträglichkeiten, Forum)

www.nahrungsmittel-intoleranz.com

www.gesund.ch (über 3000 Adressen von Schweizer Heilpraktikern, Verbänden und ganzheitlich orientierten Therapieeinrichtungen mit Angabe der Tätigkeitsbereiche, auch in Buchform erhältlich)

Info- und Rezeptforen für Allergiker, Zöliakiebetroffene und bei Intoleranzen

www.allergico.net (übersichtliche Infos, viele Rezepte für jede Allergie und Unverträglichkeit, Forum, Newsletter, Versandshop und spezielle Backbücher)

www.zoeliakie-treff.de (alle Infos über Zoeliakie, Forum, Rezepte)

www.glutenfrei-kochen.de (Portal der Autorin Gertrude Marquardt, über 400 erprobte Rezepte, auch laktosefrei und vegetarisch, Küchentipps, Infos, Kontaktbörse)

www.schaer.com (über 600 Rezepte mit Schär-Produkten – mit Kinderbereich: Milly's Welt)

www.glutenfrei-lebenswelt.de (Infos, Rezepte zum Download – z. B. mexikanische Rezepte)

www.zoeliakie-info.de (Infos, Restaurantkärtchen in 23 Sprachen übersetzt!)

www.libase.de (umfangreiches Portal über Laktoseintoleranz, Milchallergie und weitere Themen)

www.laktonova.de (Infos zu Laktose-, Fructose- und anderen Intoleranzen)
www.zoelikids.de (Kinderportal)
www.naturkost.de (2500 Rezepte mit Suchmaske, sämtliche Infos über Vollwertkost und mehr)

Auswahl von Herstellern glutenfreier und bei Allergie geeigneter Produkte

www.allergico-shop.de (Produkte für Allergiker und bei Zöliakie, spezielle Rezeptbücher)
www.vollwertcenter.de (Firma Werz – breite Palette an glutenfreien Produkten)
www.allergiewelt.com (Infos, Produkte, Rezepte)
www.glutenfrei-supermarkt.de (riesige Auswahl, glutenfrei, vegan etc., Versand)
www.alles-glutenfrei.de (glutenfreie Kost und Produkte, Versand)
www.querfood.com (glutenfreie Produkte verschiedener Hersteller, Versand)
www.prozoelia.de (großes Sortiment, alles glutenfrei, Versand)
www.glutenfrei-einkaufen.de (Produkte von Finax und MixWell, Fiber Husk, Müsli etc.)
www.rapunzel.de (Bio-Maisstärke, Nuss-, Mandel-, Sesammus, viele glutenfreie Aufstriche, Hülsenfrüchte, Carob etc.)
www.allsana.de (Produkte für Allergiker, Versand)
www.purenature.de (Shop mit »Allergiefilter« für gezielte Suche, Versand, Rezepte)
www.alnatura.de (gutes Sortiment, versendet Listen der glutenfreien Produkte, glutenfreie Babybreie)
www.amorebio.de (auch glutenfreies Sortiment, Babynahrung etc.)
www.gfShop.ch (glutenfreie Produkte, Versand)
www.riesal.ch (glutenfreie Mehle, teilw. mit Laktose)
www.migros.ch

Naturheilkunde: Infos und Bezugsquellen der genannten Produkte

www.eucarbon.at
www.hildegard.at; www.hildegardvonbingen.info und www.hildegard-gesellschaft.org (Infos über Hildegard-Medizin, Produkte, auch Stevia, Literatur, Versand)

www.bio-kraeuter-shop.de (Hildegardprodukte – Versand für Deutschland)
www.vitalpilze.de (alles über Mykotherapie, Krankheitsbilder, Adressen)
www.kombucha.at und www.kombucha.ch (alles für die Kombucha-Herstellung, Produkte, Bücher)
www.pandalis.de (Cystus-Tee, Cystus-Produkte, Salicornia-Jodpulver)
www.bioking.at (Zedernüsse, Zedernöl, Mikroalgen, Alfalfa, Chufas, Braunhirse, alle Hülsenfrüchte etc., Versand)
www.zedernprodukte.de und www.vega-ek.de/zedern/
www.hertlein-und-meyer.de (alles über Weihrauch)
www.eubiotica.at (Stevia und mehr)
www.kopp-verlag.de (kritische Gesundheitsliteratur, glutenfreier Frühstücksbrei »Morgenstund'« und andere Produkte nach Jentschura, Stevia – versandkostenfreie Lieferung in alle EU-Länder ohne Mindestbestellwert, Katalog anfordern!)
www.charantea.com (Tee und Produkte aus asiatischer Bittergurke)
www.kanne-brottrunk.de und www.gesundheitswelten.com (alles über den Original Brottrunk)
www.naturepower.ch (sehr gute Gesundheitsinfos, Literatur und Naturprodukte, Versandshop)

Vegetarisch-vegane Ernährung – auch glutenfrei (Infos, Bezugsquellen, Rezepte)

www.vegan.at (Infos zu veganer Ernährung)
www.veganversand.at (vegane, milchfreie Lebensmittel, auch glutenfrei, Dinkel-, Reis- und Hirsedrink, Ergänzungspräparat VEG 1 etc.)
www.ein-besseres-leben.de (Infos und Versandshop für Naturprodukte, vegane Kost – auch glutenfrei, Rotbusch-, Lapachotee, Stevia, Babyernährung und Infos etc.)
www.vegan.de (Portal mit vielen Infos und ganzen Rezeptbüchern)
www.vegetarisch-einkaufen.de (umfangreiches Sortiment, auch vegan und glutenfrei – Versand)
www.hanfwaren.de (Hanfprodukte, Infos)
www.hanf-natur.com (alles über Hanf, Samen, Mehl, Öl, Hanftee etc., Versand)
www.sanatur.de (Mikroalgen: Bio-Spirulina, Chlorella etc.)
www.pala-verlag.de (vegetarisch-vegane Kochbücher, alles über glutenfreie Ernährung, Baby- und Kinderkost, diverse Länderküchen und vieles mehr)

www.vegetarismus.ch
www.vegan.ch
www.larada.org (großes Angebot, auch glutenfrei)
www.biovertrieb.ch (Kastanienmehl, Chufas, Braunhirse, Kichererbsenmehl, Arganöl etc.)
www.vegan-star.com und www.veganstar.eu (Sojabereiter)

Sonstiges

www.kryptopyrrolurie.info (Infos über HPU und KPU, Adressen, Literatur, prädiagnostischer Fragebogen)
www.kpu-berlin.de (private Seite zur KPU)
www.phenylketonurie.de (alles über PKU)
www.geburtskanal.de (Infos rund um Geburt, Babyernährung etc.)
www.lalecheliga.at und www.lalecheliga.de (qualifizierte Stillberatung)
www.stillberatung.ch (La-Leche-Liga Schweiz)
www.aerzte-ueber-impfen.org (kritische Seite des Arztes und Homöopathen Dr. Loibner)
www.impfkritik.de und www.impf-report.de (Infos, Forum, Zeitschrift)
www.aegis.ch (Schweizer Impfkritikforum)
www.elektrosmogberatung.de
www.ohne-elektrosmog-wohnen.de

Über die Autorin

Dr. Gabriele Feyerer, geb. 1960, promovierte Juristin, beschäftigt sich seit Jahrzehnten mit allen Sparten der Ganzheitsmedizin (vor allem östlichen und indigenen Heilweisen) sowie Ernährungsfragen. Sie möchte in ihren Büchern wichtige gesundheitliche Themen auch für Laien verständlich aufbereiten. Zum Longseller wurde die Monografie über das tibetische Kräuterpräparat *Padma 28* (siehe Literaturverzeichnis). Gabriele Feyerer schreibt auch für Literaturzeitschriften, ist Mitautorin zahlreicher Anthologien und verfasst Beiträge für die Österreichische Tinnitus-Liga (ÖTL) in der Zeitschrift Tinnigramm. Sie lebt in der Nähe der steirischen Landeshauptstadt Graz.

Kontakt: g.fey@tele2.at oder über den Verlag – die Autorin freut sich über Rückmeldungen und nützliche Hinweise.

Von Gabriele Feyerer sind im Oesch-Programm lieferbar:
Besser leben mit Milchallergie und Laktoseintoleranz, 157 Seiten, broschiert
Original Indian*Essence®. Heilwissen der Indianer für unsere Gesundheit. 185 Seiten, mit Farb- und sw-Abb., gebunden (siehe Anzeigen S. 172 und S. 174)

Autorin und Verlag danken

Frau Susanne Strasser sowie Frau Ulrike Zalokar und Herrn Peter von Blarer (Heilpraktikerschule Luzern) für die freundliche Genehmigung zum Abdruck der Rezepte aus *Die gluten- und kaseinfreie Ernährung für Menschen mit Autismus, ADS/ADHS oder Allergien sowie Essenz aus der Küche;* Herrn Manfred Nachtnebel für die glutenfreien Rezepte aus seinem Vollwertkochbuch Kochen im Haus der Stille.

Von mir, der Autorin, ein herzlicher Gruß an alle Freunde und Geschäftspartner, die mein Leben aus vielen Gründen bereichern – mich zuweilen auch enttäuschen, aber das gehört eben dazu … Trotzdem Danke.

Wichtiger Leserhinweis

In der 1. Auflage meines Buches *Besser leben mit Milchallergie und Laktoseintoleranz* heißt es aufgrund eines bedauerlichen Fehlers auf Seite 84, dass die Weizenarten Dinkel und Kamut bei Zöliakie manchmal verträglich seien. Das stimmt natürlich nicht, sondern gilt nur bedingt bei einer Weizenallergie! Dieser Fehler wird in Folgeauflagen selbstverständlich korrigiert.

Meine eigenen Erfahrungen

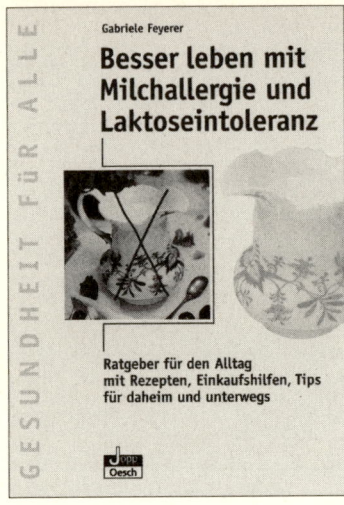

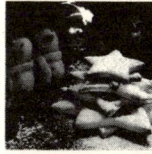 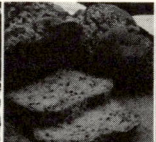 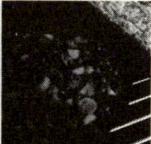

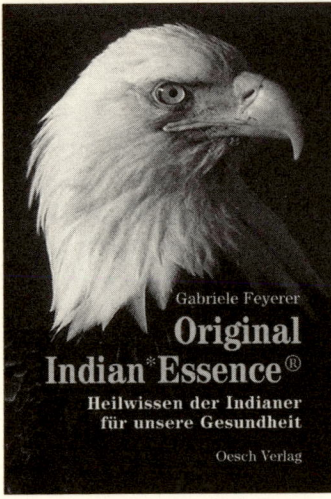

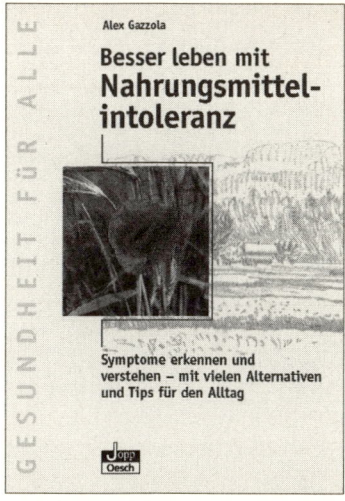